儿童外科机器人手术学

Pediatric Robotic Surgery

主　编
〔意〕捷洛拉莫·马蒂奥利（Girolamo Mattioli）
〔意〕保罗·彼得拉利亚（Paolo Petralia）
主　审　封志纯
主　译　王宪强　王　政　陈迪祥
副主译　孙小刚　纪志鹏　王　晖　陈伟杰

北京科学技术出版社

First published in English under the title
Pediatric Robotic Surgery: Technical and Management Aspects
edited by Girolamo Mattioli and Paolo Petralia
Copyright © Springer International Publishing Switzerland, 2017
This edition has been translated and published under licence from
Springer Nature Switzerland AG.

著作权合同登记号　图字：01-2019-1586 号

图书在版编目（CIP）数据

儿童外科机器人手术学 /（意）捷洛拉莫·马蒂奥利（Girolamo Mattioli），（意）保罗·彼得拉利亚（Paolo Petralia）主编；王宪强，王政，陈迪祥主译 . — 北京：北京科学技术出版社，2021.6

书名原文：Pediatric Robotic Surgery

ISBN 978-7-5714-0573-1

Ⅰ.①儿… Ⅱ.①捷… ②保… ③王… ④王… ⑤陈… Ⅲ.①机器人技术 – 应用 – 小儿疾病 – 外科手术 Ⅳ.①R726.1–39

中国版本图书馆CIP数据核字（2019）第301768号

责任编辑：杨　帆
责任校对：贾　荣
责任印制：吕　越
封面设计：北京永诚天地艺术设计有限公司
图文制作：北京永诚天地艺术设计有限公司
出 版 人：曾庆宇
出版发行：北京科学技术出版社
社　　址：北京西直门南大街16号
邮政编码：100035
电　　话：0086-10-66135495（总编室）
　　　　　0086-10-66113227（发行部）
网　　址：www.bkydw.cn
印　　刷：北京捷迅佳彩印刷有限公司
开　　本：889 mm×1194 mm　1/16
字　　数：260千字
印　　张：12.25
版　　次：2021年6月第1版
印　　次：2021年6月第1次印刷
ISBN 978-7-5714-0573-1

定　　价：248.00元

译者名单

（按姓氏拼音排序）

包香香　潍坊市人民医院妇科
陈迪祥　中国人民解放军总医院儿科医学部基础外科
陈伟杰　北京协和医院基本外科
陈新光　致盛企业管理咨询（上海）有限公司
陈兴海　首都儿科研究所普通外科
陈雨柔　中国人民解放军总医院第一医学中心麻醉科
崔建新　中国人民解放军总医院普通外科医学部
葛俊杰　山东省肿瘤医院儿童肿瘤科
侯艺涵　北京中医药大学研究生院
胡丙洋　中国人民解放军总医院肝胆胰外科医学部
纪漫萍　北京协和医学院基本外科
纪志鹏　山东大学第二医院胃肠外科
江雅楠　北京中医药大学研究生院
姜　宁　山东大学第二医院胸外科
李海林　山东大学齐鲁医院普通外科
李丽霞　中国人民解放军总医院第一医学中心麻醉科
李晓川　北京协和医院妇产科
李雅南　山东大学第二医院小儿外科
李　智　华中科技大学附属同济医院小儿外科
刘　倩　山东大学第二医院小儿外科
刘炎锋　山东大学齐鲁医院普通外科
刘振兴　济南市人民医院骨科
强　玲　山东省肿瘤医院肿瘤内科
秦　虹　济南市儿童医院小儿外科
沈　亮　山东第一医科大学附属省立医院妇科

石　岳　北京协和医学院基本外科

孙小刚　山东大学第二医院小儿外科

王　晖　山东第一医科大学附属省立医院胸外科

王金申　山东第一医科大学附属省立医院普通外科

王宪强　中国人民解放军总医院儿科医学部基础外科

王　旭　山东第一医科大学附属省立医院麻醉科

王云鹏　武警河北总队医院泌尿外科

王振栋　中国人民解放军总医院儿科医学部小儿骨科

王　政　中国人民解放军总医院儿科医学部基础外科

王梓豪　中国人民解放军联勤保障部队第 909 医院神经内科

谢潇潇　中国人民解放军总医院妇产医学部

徐加龙　山东大学第二医院小儿外科

杨国强　中国人民解放军总医院泌尿外科医学部

杨路加　中国人民解放军总医院第一医学中心麻醉科

张洪美　山东大学齐鲁儿童医院小儿外科

张静静　北京医院手术麻醉科

张丽娟　山东第一医科大学附属省立医院小儿外科

赵　锐　山东大学齐鲁医院普通外科

周文哲　北京协和医学院基本外科

译者序

《儿童外科机器人手术学》是由知名的外科医生捷洛拉莫·马蒂奥利（Girolamo Mattioli）和保罗·彼得拉利亚（Paolo Petralia）共同编著完成。受作者和北京科学技术出版社的委托，我们组织了来自十余家单位的近 40 位译者共同翻译了这本书。

本书共 20 章，第 1~6 章主要介绍儿童机器人手术的基本概念、手术麻醉配合和并发症情况，第 7~14 章主要介绍机器人辅助的儿童泌尿外科手术和儿童妇科手术，第 15~18 章介绍了机器人辅助的儿童肝胆外科和胃肠外科手术，第 19~20 章介绍了机器人辅助的儿童胸外科和肿瘤外科手术。内容详实，逻辑严密，是作者的呕心力作，代表了儿童外科机器人手术的最高水平。

张金哲院士曾经说过，儿童不是小大人。对于机器人外科手术来说，这句话也非常适用。儿童机器人外科手术的发展要借鉴成人外科机器人手术的经验和学习其发展模式，但是在这一过程中要避免经验主义和教条主义，简单地照搬会造成手术的麻烦和风险。受制于儿童的体格和生理特点，儿童机器人手术的穿刺套管的布局、气腹压力的设置、第三号操作臂的摆放与否及其位置、对手术瘢痕的美容要求等都与成人机器人手术有较大的区别。

本书主要是由儿童外科及相关领域的中青年医生历时 3 年余翻译完成，书中多学科交叉内容较多，涉及临床的方方面面，翻译难度很高。感谢译者们的辛勤工作和付出，使得本书顺利出版，得以与国内的读者见面。

他山之石，可以攻玉。译者们有感于国内没有专门的儿童机器人手术学书籍，由我单位牵头组织翻译了此书。其初衷是为了借鉴国外儿童外科机器人手术的理念和发展模式，少走弯路，实现后发优势。如果能对国内儿童外科机器人事业的发展有所裨益，就是我们最大的荣幸和期许。

中国人民解放军总医院儿科医学部

2021 年 4 月 6 日

序

儿童外科机器人手术技术在儿童泌尿科方面已发展多年，最近这项技术被用于治疗其他儿科疾病。这是第一部关于儿童外科机器人手术的著作，涵盖了儿科手术外科学的所有领域（胸外科、腹部外科、肿瘤科、妇科和泌尿外科）。儿科机器人手术研究领域的主要国际专家们都参与其中，为本书提供了最新的研究成果。书中还配有技术注释，以解释患者的患病部位、评估机器人手术技术和机器人仪器的最佳使用方法，并建议所有儿科都引进机器人手术技术。本书的目标读者包括医院院长、医疗主管、儿童外科医生和儿童泌尿科医生。

卢卡·皮奥

热那亚，意大利

前言

近年来，小儿微创外科领域发生了显著的变化。

随着技术的不断发展，越来越多的小型化仪器和精密仪器诞生了，包括能够在越来越复杂的外科手术过程中为外科医生提供支持的机器人系统。

尽管如此，当前的机器人系统仍无法取代在外科手术过程中发挥关键作用的外科医生，因为外科医生可以根据手术适应证和手术操作环境来做决定，并知道如何处理手术并发症。

本书旨在介绍完成一个儿科机器人手术所需的所有仪器，并在机器人系统的昂贵购买费用和维护成本方面，提供了管理见解。本书涵盖了儿童普外科和泌尿科的所有领域，包括最新报道的医疗技术。

本书作者来自欧洲和美国，每一章均由该领域的权威人士撰写，其总体目标是为实际已经接受开放手术（由于传统腹腔镜/胸腔镜的局限性）的儿童提供改进的微创治疗方法。

捷洛拉莫·马蒂奥利和保罗·彼得拉利亚

热那亚，意大利

目　录

浅论腹腔镜手术与机器人手术的优缺点

2001 年 Meininger 医生为一位 10 岁的女童实施了机器人胃底折叠术，这是机器人手术在儿童外科的首次应用。Meininger 医生分析了整个手术过程的有创血压监测等术中的标准监测参数，结果表明，机器人手术不会引起麻醉效果不稳定或麻醉困难。

之后，关于儿童外科机器人手术的文章陆续发表。

2002 年，Hollands 医生发表了一份关于实验动物外科手术的病例报告，比较了运用腹腔镜和机器人进行 4 种不同的外科手术（肠肠吻合术、肝管空肠吻合术、肝门空肠吻合术、食管食管吻合术）的情况，手术使用了 Zeus 机器人系统（即美国 Computer Motion 公司提供的外科医疗机器人系统）。尽管最初遇到一些困难（主要是机器人器械的技术难题），但这项研究让我们看到了机器人在外科手术中应用的潜力，并提高了微创手术在不同领域应用的可能性。

2002 年，Gutt 在一项回顾性研究中报道了 14 例机器人辅助的外科手术，包括 11 例胃底切除术、2 例胆囊切除术和 1 例输卵管卵巢切除术。机器人系统的优势体现在：可降低术中及术后并发症的发生率、3D 立体视野、仪器活动自由度大、易于医生操作。不足主要包括成本高和装机时间长。

2007 年，Najmaldin 通过前瞻性研究，对 40 位患者实施的 50 例机器人辅助手术的相关数据进行分析，其中 3 例中转开腹手术（其中 1 例与器械问题相关），2 例出现术后并发症，但与机器人技术并无直接关联。这项研究再次强调了机器人辅助儿童外科手术的巨大潜力，但仍需更多研究来评估机器人手术的局限性。

Meehan 回顾性分析了一系列由 2 名外科医生进行的 100 例机器人辅助手术，包括 24 种不同的术式（89 例腹部手术和 11 例胸部手术），其中中转开放手术的概率为 12%，中转微创手术的概率为 1%（膈疝修补术转为胸腔镜手术）。该研究表明，机器人手术的学习曲线更短（平均为 15 例 vs 25 ~ 50 例），并强调了专业护理团队的重要性、根据患者情况（最小患者体重 2.5kg）准确选择手术仪器的重要性，以及手术室内空间布局的重要性。

在另一项对 144 例不同外科手术（包括 39 例胃底折叠术、34 例胆囊切除术、15 例胃束带手术和 13 例脾切除术）的回顾性研究中，Alqahtani 等人指出机器人手术系统在儿童外科与成人外科手术中的优势相当，其优势主要体现在手术视野显示不清晰使得解剖和重建难以进行的情况下。他们还强调了进行随机研究的重要性和必要性，以证实儿童外科手术仪器的优势与发展潜力（此点也是当前限制机器人在儿童患者中使用的关键点）。

在另外两项回顾性研究中，Camps 与 de Lambert 分别证明了机器人手术应用于儿童外科时与腹腔镜技术具有同样的安全性，甚至在某些腹腔镜技术操作困难的情况下，也可以使用机器人技术。最后一个观点对支持机器人手术应用至关重要，因为与常规腹腔镜手术相比，机器人手术的成本更高。

Sinh 对腹腔镜手术、机器人手术和开放手术进行了比较和文献回顾，分析了包含 566 位患者的 31 项研究（其中 4 个病例对照、1 个角度分析和系列病例报告）。分析得出，儿童外科手术中最常见的是肾盂成形术（141 例）和胃底折叠术（122 例），与腹腔镜手术相比，机器人辅助手术的并发症发生率更低，但手术中转率与腹腔镜手术相当。研究者还从经济的角度分析了机器人技术的大规模应用可能引起的争议，讨论了机器人手术应用于年幼患者（如新生儿）的局限性，认为这种局限性是由不合适的仪器所导致的。

在 Van Haasteren 的综述中，他对 13 项研究（机器人手术与开放手术或机器人手术与腹腔镜手术的 8 个病例研究和 5 个对照研究）进行了评估，结论认为不能保证机器人手术的效果比开放手术或传统微创手术更好。但在开放手术或腹腔镜手术难以进行的情况下，机器人手术确实具有优势。与其他两种外科手术相比，机器人手术能更容易地在复杂的解剖结构中进行解剖、切除和重建。

2013 年，Cundie 发表了另一篇综述，对胃肠道、泌尿系统和胸部机器人辅助手术的 137 项研究进行数据分析，纳入了 1840 位患者的 2393 例手术。结论认为，儿童外科手术中最常见的仍然是肾盂成形术（672 例）和胃底折叠术（424 例），并且在过去几年中，泌尿系统病例的数量与早年相比逐渐增加，这反映了该项技术的巨大潜力。

毫无疑问，泌尿外科是机器人手术在儿童外科手术中最重要的应用领域之一，这从科学研究的数量和手术病例的数量便可看出。该领域最重要的研究之一是 Chung 最近发表的文章，肾盂输尿管连接部梗阻的机器人手术和开放手术的荟萃分析，对 7 个不同的比较研究（机器人手术与开放手术）和 3 个基于国家数据库的研究进行数据分析，纳入了 20691 名患者（机器人手术患者与开放手术患者的比例是 1956：18735）。作者对其他方面也进行了研究，如机器人辅助手术时间延长了 64.26 分钟（95%CI：37.58 ~ 90.93；$P<0.00001$）。

结果表明，机器人辅助手术失血量少，

术后疼痛轻。在中转开腹方面，机器人手术无须转为开放手术，只有一项研究报告了 3 例机器人手术中转手术（其中 2 例转换为腹腔镜手术，1 例在解决机械问题后又转换为机器人手术）。在住院时间方面，机器人手术患者的住院时间缩短了 0.95 天（95% CI：0.38 ~ 1.52；P= 0.001）。

在经济成本方面，机器人手术比开放手术贵 3260 美元（95%CI：1.79 ~ 4730 美元；P<0.00001）。通过成功率分析，这两种手术患者没有显著差异（RR：0.99；95%CI：0.94 ~ 1.05）。在术后并发症方面，机器人手术的并发症发生率更高（RR：1.29；95%CI：1.05 ~ 1.58；P = 0.001）。总之，通过数据分析，与传统的开放手术相比，机器人手术在治疗肾盂输尿管连接梗阻方面并不具有优势。由于儿童外科手术专业仪器的逐渐普及以及医疗仪器管理成本的降低，机器人手术在未来可能变得更有优势。

除了治疗肾盂输尿管连接部梗阻以外，儿童外科机器人手术在膀胱重建手术（阑尾膀胱造口术、膀胱扩张术、输尿管再植术）方面具有广阔的应用前景。在其他报告中，Casale 分析了机器人辅助手术在输尿管再植术中的应用，涉及 41 名患者，平均年龄为 38 个月（16 ~ 81 个月），结果证明，虽然手术时间会更久，但机器人手术可以保留患者的盆腔神经丛，从而保留其神经控制功能。鉴于此，同时考虑膀胱输尿管反流的高缓解率（41 名患者中，有 40 名患者的成功率是 97.6%），作者认为机器人手术是有益的。

在对回顾性病例的进一步对照研究中，

Marchini 比较了机器人辅助输尿管再植入术（39 名患者，19 例膀胱内治疗和 20 例膀胱外治疗）和开放性输尿管再植术（39 名患者，22 例膀胱内治疗和 17 例膀胱外治疗）。结果表明，开放手术与机器人手术拥有相似的成功率，但与开放手术患者相比，机器人手术患者（膀胱内）的住院时间更短，术后疼痛更轻。作者还强调了进行新研究尤其是长期研究的重要性，以便明确机器人辅助手术的成本和效果。

Kasturi 预期分析了机器人辅助在双侧输尿管再植术中保留神经的长期作用（2 年随访效果）。他们分析了 150 名患者，所有患者均患有三级以上的膀胱输尿管反流，并且在术后 3 个月观察到膀胱输尿管反流的诊断率为 97.3%，以及平均残余尿量相当于平均膀胱容量的 3.2%（范围为 0 ~ 11%）。所有患者均进行了尿动力学检测，结果显示其平均流量为 14.6ml/s（范围为 8.9 ~ 28.6ml/s），平均残余尿量为 3.8%（范围为 0 ~ 13%；该结果与术前相同）。这些数据与机器人手术的数据相差并不大，但再次证明了机器人辅助手术可以更清楚地观察到盆腔神经丛和相关解剖结构，从而更好地保护神经功能。

Gargollo 发表了一项回顾性研究，该研究针对 38 例机器人辅助的 Leadbetten/Mitchell 手术患者，并取得了良好的研究成果。通过清洁间断导尿（CIC），每 3 个小时就有 82% 的患者获得成功治疗（即 38 名患者中有 31 名患者得到成功治疗）。在未成功治疗的 7 名患者中，有 4 名患者不符合 CIC，有 1 名患者的尿道和蒙蒂通道未成功治疗，另外 2 名患者的膀胱顺应性降低，对药物治疗或肉毒杆菌注射没有反应，因此进行了回肠膀胱扩大术。与过去的 28 个手术时间相比，现在的平均手术时间为 5.6 小时（3.6～12.25 小时），差异非常显著（$P=0.0001$）。

根据这些结果，作者强力推荐这种技术，并且认为这种技术与机器人辅助肾盂成形术和输尿管再植术的广泛经验密切相关。

机器人手术的另一个主要应用领域是胃底折叠术。在许多重要的研究中，我们会提及 Cundy 的荟萃分析。作者比较了机器人手术与腹腔镜手术在胃底折叠术中的应用，他们纳入了 6 项研究（4 个群组研究和 2 个病例对照研究，其中 1 个是前瞻性研究，另外一些是回顾性观察研究），共涉及 135 个机器人辅助手术和 162 个腹腔镜手术。他们发现机器人组的中转率为 3%（4/135），腹腔镜组的中转率为 6.2%（10/162），这意味着相对于腹腔镜组而言，机器人组中转率下降 51%，但统计数据并无显著差异（OR：0.49；95%CI：0.14～1.72；$P=0.27$）。手术时间上两组并无显著差异，在住院时间方面，各组之间也没有显著差异。机器人组的并发症发生率为 8.9%（12/135），腹腔镜组的并发症发生率为 8%（13/162），差异并不显著。在成本分析方面，即使不算机器人仪器的维护成本，机器人组的成本仍然更高（9584 欧元与 8982 欧元）。在荟萃分析的人群中，他们发现只有 3 例复发病例（2 例腹腔镜手术和 1 例机器人手术），复发概率和随访手术成功率相当。作者认为这两种不同的手术十分相似，所以我们不能说机器人手术有很大的优势。为了更好地明确机器人手术的有效性，有必要进行后续大样本研究。如今，机器人手术优势体现在特定的病例上，如重复手术或难以通过腹腔镜手术解剖的病例。此外，他们强调，必须对成本效益进行定期评估，当其他竞争者进入市场的时候，机器人手术的成本注定会改变，因此必须重视机器人手术的成本分析。

2007 年，Meehan 发表了关于早期 50 个机器人辅助胃底折叠术的回顾性研究，70% 的患者同时伴有神经系统疾病，该研究的数据分析并没有过多强调手术时间（装机时间、手术总时间）、住院时间、并发症发生率和复发率等方面的结果，而是强调快速的学习曲线，例如他们看到装机时间和手术时间在第 5 例手术中明显缩短，这证明了所有机器人团队（医生和护士）的巨大进步。此外，主刀医生的操作能力在第 5 例手术时也得到了快速提高，这证实了与腹腔镜手术相比，机器人手术的学习曲线明显更快。

作者指出，所有参与机器人手术的团队都进步明显，拥有快速的学习曲线。

Cundy 的另一项关于机器人学习曲线的研究中，以渐进的方式从不同角度（手术对接、手术控制台和手术总过程）对机器人辅助操作进行分析，突出了比腹腔镜手术更快的峰值、随后的平台期峰值和最终的新峰值。与缩短的手术时间相比，这些值在降低。这种演化可以用高斯函数进行描绘，不同部分代表不同的学习阶段：快速上升部分代表学习，平台期部分代表学习得到强化，下降部分代表能力得到进步和完善。作者认为，整个机器人团队的学习和进步决定了曲线上升部分的斜率，特别是装机阶段的曲线在第 12 个手术中达到了平台期峰值。

Grange Li 在前瞻性研究中，决定采取格尔德评价指数以及抑酸药和平喘药的需求量作为胃底折叠术的结果参数。他们对 40 名患者进行了分析，发现与术前需要量相比，抑酸药物的需求量从 100% 减少到 20%（$P < 0.001$），平喘药的需求量从 55% 减少到 30%（$P < 0.04$），酸含量在 24 小时内，从平均 11% 减少至 1%（$P < 0.001$），德米斯特分数从 40 减少到 5（$P < 0.001$）。

机器人辅助手术还应用于其他外科领域，如胆总管囊肿治疗。Kim 在回顾性研究中对机器人手术和开放手术进行了比较：他纳入 79 个病例，其中 39 个病例实施了机器人辅助手术，结论认为，与传统的开放手术相比，机器人手术在住院时间、并发症发生率、术后疼痛、营养时间、手术时间等方面并没有显著的差异，但可作为一种有效的手术选择，仍需对其进行进一步的研究和开发更多的专用仪器。

儿童外科机器人辅助手术的另一个应用领域是胸外科手术，但相关的病例研究并不多。

Ballouhey 总结了他们在机器人辅助胸外科手术中的经验（2013—2018 年），包括 11 例手术（3 例 Ⅲ 型食管闭锁手术、4 例纵隔囊肿手术、2 例膈疝手术、1 例胃管移

位手术和 1 例马塞尔·黑勒肌切开术）；其中 3 名患者为新生儿。因手术空间狭小的原因，3 例手术（2 例食管闭锁手术及 1 例膈疝手术）中转为开放手术，术中无并发症发生。平均住院时间为 13.5 天，不包括新生儿则为 6.2 天，平均手术时间为 190 分钟（120～310 分钟）。发生术后并发症有 2例，其中一名患者采取保守治疗后出现气管食管瘘，另一名患者在切除支气管源性囊肿以后出现吞咽困难，一个月内自行消退。结论认为，机器人辅助的胸外科手术在体重超过 20kg 的儿童中有优势，手术仪器不适合较小的患者（特别是纵隔囊肿治疗）。这与Meehan 在 2008 年的临床资料中所阐述的一样，机器人手术不会造成额外并发症和中转手术，并强调了机器人手术在进行胸廓内手术解剖时的作用。

总之，在儿童外科引入机器人手术，有利于扩大传统微创外科手术的应用领域，尤其是在传统腹腔镜或胸腔镜手术难以进行的情况下。

参考文献

1. Meininger DD, Byhahn C, Heller K, et al. Totally endoscopic Nissen fundoplication with a robotic system in a child. Surg Endosc. 2001;15(11):1360.
2. Hollands CM, Dixey LN. Applications of robotic surgery in pediatric patients. Surg Laparosc Endosc Percutan Tech. 2002;12(1):71–76.
3. Gutt CN, Markus B, Kim ZG, et al. Early experiences of robotic surgery in children. Surg Endosc. 2002;16(7):1083–1086.
4. Najmaldin A, Antao B. Early experience of tele-robotic surgery in children. Int J Med Robot. 2007;3(3): 199–202.
5. Meehan JJ, Sandler A. Pediatric robotic surgery: a single-institutional review of the first 100 consecutive cases. Surg Endosc. 2008;22(1):177–182.
6. Alqahtani A, Albassam A, Zamakhshary M, et al.

Robot-assisted pediatric surgery: how far can we go? World J Surg. 2010;34(5):975–978. doi:10.1007/s00268-010-0431-6.

7. Camps JI. The use of robotics in pediatric surgery: my initial experience. Pediatr Surg Int. 2011;27(9):991–996.doi:10.1007/s00383-011-2901-9.

8. de Lambert G, Fourcade L, Centi J, et al. How to successfully implement a robotic pediatric surgery program: lessons learned after 96 procedures. Surg Endosc. 2013;27(6):2137–2144.

9. Sinha CK, Haddad M. Robot-assisted surgery in children: current status. J Robot Surg. 2008;1(4):243–246.

10. van Haasteren G, Levine S, Hayes W. Pediatric robotic surgery: early assessment. Pediatrics. 2009;124(6): 1642–1649.

11. Cundy TP, Shetty K, Clark J, et al. The first decade of robotic surgery in children. J Pediatr Surg. 2013;48(4):858–865.

12. Chang SJ, Hsu CK, Hsieh CH, et al. Comparing the efficacy and safety between robotic-assisted versus open pyeloplasty in children: a systemic review and meta-analysis. World J Urol. 2015;33(11): 1855–1865.

13. Casale P, Patel RP, Kolon TF. Nerve sparing robotic extravesical ureteral reimplantation. J Urol. 2008; 179(5):1987–9. discussion 1990.

14. Marchini GS, Hong YK, Minnillo BJ, et al. Robotic assisted laparoscopic ureteral reimplantation in children: case matched comparative study with open surgical approach. J Urol. 2011;185(5):1870–1875.

15. Kasturi S, Sehgal SS, Christman MS, et al. Prospective long-term analysis of nerve-sparing extravesical robotic-assisted laparoscopic ureteral reimplantation. Urology. 2012;79(3): 680–683.

16. Gargollo PC. Robotic-assisted bladder neck repair: feasibility and outcomes. Urol Clin North Am. 2015; 42(1):111–120.

17. Cundy TP, Harling L, Marcus HJ, et al. Meta analysis of robot-assisted versus conventional laparoscopic fundoplication in children. J Pediatr Surg. 2014;49(4):646–652.

18. Meehan JJ, Meehan TD, Sandler A. Robotic fundoplication in children: resident teaching and a single institutional review of our first 50 patients. J Pediatr Surg. 2007;42(12):2022–2025.

19. Cundy TP, Rowland SP, Gattas NE, et al. The learning curve of robot-assisted laparoscopic fundoplication in children: a prospective evaluation and CUSUM analysis. Int J Med Robot. 2015;11(2):141–149.

20. Granéli C, Kockum CC, Arnbjornsson E, et al. Outcome after computer-assisted (robotic) Nissen fundoplication in children measured as pre- and postoperative acid reducing and asthma medications use. Eur J Pediatr Surg. 2014;25(6):532–536.

21. Kim NY, Chang EY, Hong YJ, et al. Retrospective assessment of the validity of robotic surgery in comparison to open surgery for pediatric choledochal cyst. Yonsei Med J. 2015;56(3):737–743.

22. Ballouhey Q, Villemagne T, Cros J, et al. Assessment of paediatric thoracic robotic surgery. Interact Cardiovasc Thorac Surg. 2015;20(3):300–303.

23. Meehan JJ, Sandler AD. Robotic resection of mediastinal masses in children. J Laparoendosc Adv Surg Tech A. 2008;18(1):114–119.

第2章

管理、成本分析和培训

达芬奇机器人技术系统可以让外科医生"轻松地"以微创方法进行复杂手术。然而，就儿科应用而言，尚无有力的支持证据，只有一部分专家意见和可行性研究。除了介绍机器人在执行某些手术中的优势之外，本章还介绍了由 Balliol Collaboration 定义的 4 个阶段的主题，这些主题在技术创新的演变过程中相互关联，从而呈现 IDEAL 的概念。

● Innovation（创新）

● Development（发展）

● Early dispersion and exploration（早期传播和探索）

● Assessment（评估）

● Long-term implementation and monitoring（长期实施和监测）

目前有关儿科机器人手术的研究正处于第 3 阶段，从这一阶段进入第 4 阶段（评估）的目标反映出促进对照试验透明化以及分析这种新技术的患者获益和成本效益的需求。

因此，仍需要进行成本效益研究，特别是在儿科领域，这使得卫生技术评估（HTA）标准研究无法实现。

关于儿科机器人手术方面，很难建立以科学依据为参考的经济模型（目前统计学上不显著），因为目前的应用经验都是与成人有关的，应用于儿童时，数值应该会显著降低。

如果与开放手术相比，机器人手术可以取得更好的功能性结果，并且机器人可以让复杂的微创手术更容易进行，那么在伦理上则可以与成人患者一样，强制要求根据其诊疗的"特异性"使用最佳的技术来治疗儿科患者。

机器人辅助的盆腔手术，如前列腺手术等，因其可保证前列腺的最佳功能，故应成立专科中心。直肠手术也是如此。溃疡性结肠炎的患儿应该在专科的机器人医疗中心进行手术，这样可以兼顾儿童手术的特异性。成立专业医疗中心很有必要，可以减少经济负担，增加专业性，从而减少不良反应的发生。对于新生儿畸形的机器人手术治疗，还需要进行更多的可行性研究。

机器人手术的可行性是不可否认的。例如，有证据显示，在成年男性中，与开放手术相比，机器人前列腺切除术后患者的勃起功能更好。

现在机器人手术在儿童外科应用的效果还缺乏充分的循证医学证据，只有专家意见等较低水平的证据。既然机器人手术在成人外科的应用取得了较好的效果，那么其在儿童外科的应用也应有很好的前景。

同时，手术团队也得益于机器人手术的优势：与腹腔镜手术和开放手术相比，机器人手术有更好的学习曲线、更完善的技术、更少的体力消耗和更小的潜在损伤。

需要进一步研究以评估经济可持续性的优势和劣势。许多问题的答案都是积极的，但无论最终结果如何，我们都必须通过这个项目来澄清其潜力并找到科学证据。这是 IRCCS 确保儿科特异性的特定（和社会性）任务。

研究起点看起来很好：一个专家团队和一个对儿科护理质量、伦理和儿科特异性（儿童必须由专门的儿科医院专家治疗）非常重视的医疗中心。

因此，儿童外科实践中应尽可能推广使用机器人辅助手术，并不断创新微创手术方法。

2.1　成本分析

许多关于机器人手术经济方面的研究都只适用于成人，儿童方面的研究相对较少。由 Mahida JB 发布的研究与儿科相关。他收集了美国等 47 个国家三级医疗中心的数据，相比腹腔镜手术和开放手术，对儿科机器人手术进行了全面的经济分析。

Mahida 的详细分析（包括健康技术评估）表明，虽然在泌尿外科观察到患者住院时间缩短，但普通外科和泌尿外科的机器人手术成本比腹腔镜手术和开放手术都要高，因此机器人手术的住院费用较高。

最近的所有研究都认为这种创新技术的成本非常高，需要进一步的评估。有新工具出现时，情形则会发生变化，随着新产品进入市场，之前产品的价格会降低，技术可用性增强，从而应用领域和用户支持度也会增加，使经济回报更容易。

经济可持续性是 HTA 需要考虑的主要方面。HTA 是一种多维和多学科的方法，通过评估新技术的疗效、安全性、费用、社会和组织效应来分析其在医学临床、社会、管理、经济、伦理和法律方面的影响。在新技术引入之前进行 HTA 并贯穿其整个生命周期，可以分析该技术的实际和潜在影响，以及将其引入或淘汰会给卫生系统、经济和社会带来的后果。

评估新技术引入所带来的卫生保健、经济、社会和伦理后果，必须依照严格的方法进行，同时考虑治疗的针对性和可持续性。换句话说，必须考虑新技术对健康、应用性和资源分配以及卫生系统其他方面的影响，例如公平性和适应人群需求的能力。

这种研究不适合医学方法，因为它不足以证明一种新技术的有效性，而且应用源的数量也必须考虑。由于资源有限，将其用于一项新技术必然意味着放弃其他替代技术。要评估的参数包括技术特征、安全性、临床实践中的功效、伦理影响、社会影响和经济方面。因此，在投资之前，我们必须考虑这项技术的价值以及对谁有利。

经计算，儿科机器人手术经济盈亏平衡点（BEP）在 500 例 / 年。

预算影响分析（BIA）的目的是计算在资源有限的特定背景下采用新的卫生保健干预的财务后果。知道新疗法投入的经济价值还不够，我们现在还需要了解其对预算的绝对影响，但目前没有较完善的机器人手术研究。

在某些情况下，一项技术具有成本效益，但 BIA 的结果表明其不可持续，或只能应用于少数人（影响平等）。

关于成本评估的讨论如下。

● 健康直接成本：治疗和保健资源
● 非健康直接成本：较差福利机构使用的非健康来源，患者和家属
● 间接费用：由于患者和家属的疾病而未生产的资源
● 无形成本：心理和生理上的痛苦后果

文献显示，腹腔镜手术和开放手术之间在费用方面唯一的真正的区别是，前者住院时间短，手术时间也短。

腹腔镜手术和机器人辅助手术之间没有费用节省空间，但两者成本差异很大。固定成本高得多，这意味着为了接近盈亏平衡点，需要增加病例数。

关键问题是如何增加临床记录，可以有以下措施。

（1）建立不同专科医院之间的网络——为了改善预后，特定儿科医院对罕见疾病集中治疗。

（2）增加区域外吸引力（提高感知质量）。

（3）70%～80% 的开放手术转为微创机器人手术（相比腹腔镜手术，外科医生更省力）。

采取以上措施后将非常接近 BEP，并显著降低成本（住院时间和手术时间），从而部分抵消固定机器人成本。

获益几乎是金钱无法衡量的无价之宝。这方面应该考虑不同的利益相关者。

● 儿童及其家庭
● 医院
● 培训系统
● 研究系统

儿童及其家庭的福利可概括如下。

● 儿科病室环境和工作人员（特异性）
● 疼痛减轻（无痛医院）
● 其他（运动、药物等）
● 伦理道德问题

此外，医院在以下方面有潜在获益：吸引力和区域外手术增加，临床报告增加，开放手术数量减少，微创手术增加，外科医生满意度提高，机器人使用有望扩展到其他领域（妇科、头颈部手术）。

获益还包括研究和培训：学习曲线缩

短，培训模拟器的使用，前瞻性试验的进行，特定临床试验资助和研究成果增加。此外，还可以开展旨在学术研究和培训（儿科护士学校和儿童外科住院医师）的伙伴关系以及和所有外科分支学科间的合作。

2.2 儿童外科机器人手术培训

过去 10 年中，机器人手术作为新技术出现，并随之带来了新的挑战，特别是在教学和培训方面。机器人辅助腹腔镜手术（RALS）的最大好处之一是能够将微创手术的应用推广到儿科手术患者中。成人外科手术在大多数情况下是摘除性的，但儿童手术通常需要重建。在这种情况下，腹腔镜儿童外科手术的应用落后于成人患者。此外，尽管腹腔镜手术仪器不断改进，包括 3mm 针型腹腔镜的开发，但儿科腹腔镜重建手术仍极其烦琐且具有挑战性。有限的工作空间通常迫使外科医生以非常困难的角度和不符合人体工程学的位置进行外科手术。儿童患者手术时发生穿刺口冲突和仪器碰撞的可能性更大。

RALS 为外科医生提供了更好的三维视角，7 个自由度逼真模仿标准开放手术期间的动作和抵消震颤的动作缩放，与标准腹腔镜相比，其人体工程学设计要好得多。事实上，上述优点使该技术成为患有先天性异常疾病的儿童进行重建手术的理想选择。此外，该系统可以在狭窄的工作空间（如在儿童患者中）中进行非常精细的操作。

与引入其他新的手术技术一样，必须制订结构化的培训计划以确保更好的手术结果

和患者安全，在学习过程中不得影响手术结果和患者安全。需要教育课程有条理，认证过程以能力为基准，以确保新技术能安全而有效地应用于临床。据我所知，由于儿童外科的异质性指征，没有经过验证的培训计划，因此可能会借鉴成人机器人手术中获得的经验。

学员必须了解机器人技术。熟悉达芬奇手术系统这一工具至关重要，达芬奇手术系统也是目前唯一一款商用机器人手术平台。学员必须接受有关设备参数和功能的培训，并且更重要的是，需要专家指导学员学习该系统基本故障的排除和明确该系统的局限性。正确的教育课程应该从实践技能培训开始。为了增加对机器人技术的了解，应该进行高强度的干湿实验室培训（干实验室，在计算机生成的模型上进行计算或应用的数学分析，以模拟现象；也可以指主要使用电子设备的实验室，例如机器人实验室；还可以指提供虚构但合理的结果来代替执行指定的实验）。现在有多种模拟器可用于训练机器人操作技能。干实验室保证技能协调发展，并允许学员开始接触仪器。在这种情况下，双人操作、解剖和缝合技术很容易学习。这种训练方法的主要缺点是无出血，而且此时外科手术往往不像在传统实验室中那样可重现。模拟手术的最佳方法是在湿实验室中进行。

在欧洲很少有专门的培训中心，但可以用动物模型培训新技术。湿实验室提供了一个很好的手术模拟器，可以开发外科技能并研究科学模型。这种教学模型的主要缺点是

成本高，需要牺牲大量动物以及要求设立道德委员会。此外，手术过程可重复，但解剖学特征不同。在开始实际案例观察之前，应确定大批量机器人技术培训中心，以确保在合格的中心进行真实案例观察。必须在真实手术期间展示每次手术的技巧和诀窍，并且与导师讨论各种技术。

手术台旁协助（同台手术）必须被视为与真实手术接触的第一步。在手术台旁协助期间形成的技巧和诀窍有助于获得与手术有关的完整知识。此外，医生控制台将依靠助手来帮助解决手术台旁的问题。模块化培训是学习如何执行手术、减少执行时间和防治并发症的最佳方式。程序必须分成几个步骤，学员应根据预设的不同难度获得每一步的经验。最近，双控制台的使用已被成功引入培训。双控制台使两位外科医生能够同时进行操作，这是实时交互操作和控制程序的完美工具。经验丰富的外科医生和实习生，都可以在单独的控制台上进行操作，因此双控制台是培训的理想选择。

此外，我们必须考虑非技术性技能问题。机器人手术比其他手术更需要团队合作，包括器械护士（也叫洗手护士）、手术台旁助手和控制台。器械护士必须对机器人系统有良好的了解，包括电缆连接、基本故障排除和仪器消毒。手术台旁助手需要灵活的手段来识别仪器之间的冲突和系统故障，并与第一术者进行交流。控制台外科医生必须是能够协调整个团队的领导。

我们可以得出这样的结论：教育培训课程的成功取决于专家所做的良好培训，形成良好的团队合作，从而实现安全手术。

参考文献

1. Pugin FL, Bucher PAR, Morel P. History of robotic surgery: from AESOP? and ZEUS? to da vinci?. J Visc Surg. 2011;148(5 Suppl):e3–8.
2. Hollands CM, Dixey LN. Applications of robotic surgery in pediatric patients. Surg Laparosc Endosc Percutan Tech. 2002;12(1):71–76.
3. Gutt CN, Markus B, Kim ZG, et al. Early experiences of robotic surgery in children. Surg Endosc. 2002;16(7):1083–1086.
4. Najmaldin A, Antao B. Early experience of tele-robotic surgery in children. Int J Med Robot. 2007;3(3): 199–202.
5. Meehan JJ, Sandler A. Pediatric robotic surgery: a single-institutional review of the first 100 consecutive cases. Surg Endosc. 2008;22(1):177–182.
6. Alqahtani A, Albassam A, Zamakhshary M, et al. Robot-assisted pediatric surgery: how far can we go? World J Surg. 2010;34(5):975–978. doi:10.1007/s00268-010-0431-6.
7. Camps JI. The use of robotics in pediatric surgery: my initial experience. Pediatr Surg Int. 2011;27(9):991–996. doi:10.1007/s00383-011-2901-9.
8. Barkun JS, Aronson JK, Feldman LS, et al. Evaluation and stages of surgical innovations. Lancet. 2009;374(9695):1089–1096.
9. Ergina PL, Cook JA, Blazeby JM, et al. Challenges in evaluating surgical innovation. Lancet. 2009; 374(9695):1097–1104.
10. McCulloch P, Altman DG, Campbell WB, et al. No surgical innovation without evaluation: the IDEAL recommendations. Lancet. 2009;374(9695):1105–1112.
11. Menon M, Abaza R, Sood A, et al. Robotic kidney transplantation with regional hypothermia: evolution of a novel procedure utilizing the IDEAL guidelines (IDEAL phase 0 and 1). Eur Urol. 2014;65(5):1001–1009.
12. Cundy TP, Shetty K, Clark J, et al. The first decade of robotic surgery in children. J Pediatr Surg. 2013; 48(4):858–865.
13. Smith WF. Cost-effectiveness and cost-benefit analyses for public health programs. Public Health Rep. 1968;83(11):899–906.
14. Berkson J. Cost-utility as a measure of the efficiency of a test. J Am Stat Assoc. 1947;42(238):246–255.
15. Faleiros DR, álvares J, Almeida AM, et al. Budget impact analysis of medicines: updated systematic review and implications. Expert Rev Pharmacoecon Outcomes Res. 2016;16(2):257–266.
16. Laskaris J, Regan K. The new break-even analysis. Healthc Financ Manage. 2013;67(12):88–95.
17. Aloi M, Lionetti P, Barabino A, et al. Phenotype and disease course of early-onset pediatric inflammatory bowel disease. Inflamm Bowel Dis. 2014;20(4):

597–605.

18. Student V Jr, Vidlar A, Grepl M, et al. Advanced reconstruction of Vesicourethral support (ARVUS) during robot-assisted radical prostatectomy: one-year functional outcomes in a two-group randomised controlled trial. Eur Urol. 2016;71(5):822–30. pii: S0302-2838(16)30201-9

19. Allan C, Ilic D. Laparoscopic versus robotic-assisted radical prostatectomy for the treatment of localised prostate cancer: a systematic review. Urol Int. 2016;96(4):373–378.

20. JC H, Gandaglia G, Karakiewicz PI, et al. Comparative effectiveness of robot-assisted versus open radical prostatectomy cancer control. Eur Urol. 2014;66(4):666–672.

21. Mahida JB, Cooper JN, Herz D, et al. Utilization and costs associated with robotic surgery in children. J Surg Res. 2015;199(1):169–176.

22. Chang SJ, Hsu CK, Hsieh CH, et al. Comparing the efficacy and safety between robotic-assisted versus open pyeloplasty in children: a systemic review and meta-analysis. World J Urol. 2015;33(11):1855–1865.

23. Kim NY, Chang EY, Hong YJ, et al. Retrospective assessment of the validity of robotic surgery in comparison to open surgery for pediatric choledochal cyst. Yonsei Med J. 2015;56(3):737–743.

24. Ballouhey Q, Villemagne T, Cros J, et al. Assessment of paediatric thoracic robotic surgery. Interact Cardiovasc Thorac Surg. 2015;20(3):300–303.

25. Gargollo PC. Robotic-assisted bladder neck repair: feasibility and outcomes. Urol Clin North Am. 2015;42(1):111–120.

26. Cundy TP, Harling L, Marcus HJ, et al. Meta analysis of robot-assisted versus conventional laparoscopic fundoplication in children. J Pediatr Surg. 2014;49(4):646–652.

27. Menon D, Marshall D. The internationalization of health technology assessment. Int J Technol Assess Health Care. 1996;12(1):45–51.

28. Luce BR, Drummond M, Jösson B, et al. EBM, HTA, and CER: clearing the confusion. Milbank Q. 2010;88(2):256–276.

29. Turchetti G, Pierotti F, Palla I. Comparative health technology assessment of robotic-assisted, direct manual laparoscopic and open surgery: a prospective study. Surg Endosc. 2016;31(2):543–551.

30. Ghabri S, Autin E, Hamers FF, et al. Use of budget impact analysis (Bia) in economic evaluations of drugs and medical devices submitted to the French National Authority for Health (has). Value Health. 2015;18(7):A530.

31. Lee L, Sheikh A. Understanding stakeholder interests and perspectives in evaluations of health IT. Stud Health Technol Inform. 2016;222:53–62.

32. Orvieto MA, Large M, Gundeti MS. Robotic paediatric urology. BJU Int. 2012;110(1):2–13.

33. Gundeti MS. Comment on "education and training in pediatric robotic surgery: lessons learned from an inaugural multinational workshop". J Robot Surg. 2015;9(1):65–66.

34. Buffi N, Van Der Poel H, Guazzoni G, et al. Methods and priorities of robotic surgery training program. Junior European Association of Urology (EAU) robotic urology section with the collaboration of the EAU young academic urologists robotic section. Eur Urol. 2014;65(1):1–2.

35. Volpe A, Ahmed K, Dasgupta P, et al. Pilot validation study of the European Association of Urology robotic training curriculum. Eur Urol. 2015;68(2):292–299.

手术室设计和机器人器械

3.1 引言

机器人外科手术系统可以提供更清晰的三维视野，更灵巧和更精准的操作，减少术者疲劳，过滤手部震颤。这一手术系统是微创领域中的新生代，已经被广泛地应用于成人外科手术的各个领域。

近年来，许多儿童外科中心报告了他们使用达芬奇手术机器人的技术和经验，都认同儿童的机器人外科手术需要专业技能这一观点。因为缺乏婴儿和儿童专用的机器人手术器械，所以要求术者最大限度地提高常规器械的效能。充分掌握机器人手术器械操作技术可以降低术中出错的可能性，从而最大限度地提高手术的安全性。

手术室的优化配置将有利于外科培训的进行，缩短学习过程，使儿童患者获益。

3.2 达芬奇外科手术系统

达芬奇外科手术系统有 4 种不同的型号：标准型、流水线型、高清 S 型（HD）和集成 SI 型（HD）。

每个系统由 3 部分组成：医生操控系统、床旁机械臂系统和成像系统。达芬奇机器人系统中，最常见的是主仆式系统，可配备连接到机器人手臂上的各种仪器和成像系统。

机器人手臂可以操作手术镜头、精细手术器械和各种能量平台。

3.2.1 外科医生控制台

医生操控系统是控制达芬奇系统的"驾驶室"。

该系统通过立体观察器为外科医生提供外科手术术野的三维图像；该系统是用荚体控制调整的，机器臂由主控制器和脚踏板控制。手术区域的三维图像在实时高分辨率下显示。

本系统的状态、提示等相关信息将会在目镜的特定位置出现，可以提醒外科医生手术过程中发生的变化和错误。红外显示器可以通过目镜直接进行调节。当外科医生的头放入两个红外感受器之间时，会激活系统，这时可以使用机器人手术器械。如果在手术过程中，外科医生挪开头或是离开红外感受器，手术器械臂会自动失活，这样可以避免意外伤害。

达芬奇 Si® 系统提供了双控制台，这样可以进行住院医师培训和手术助手培训。

3.2.2　床旁机械臂系统

床旁机械臂系统有 3 个机器人手臂和一个可选的第 4 臂。一个手臂负责夹持内镜，其余臂为操作臂，可以夹持外科器械进行手术操作。每个机械臂都有许多大臂关节，可以辅助机械臂的大体运动和器械的出入。达芬奇系统使用 EndoWrist 外科手术臂，可以模拟人体手部和腕部的活动（图 3–1）。

3.2.3　成像系统

成像系统包括内窥镜、照相机和其他设备，以形成手术区域的 3D 图像。

目前市场上有 8.5mm 和 12mm 两个型号的内窥镜，有一个 0° 和 30° 的镜头（图 3–2，图 3–3），与高倍镜（15 倍的放大率和 45° 视野）或广角镜头（10 倍放大率和 60° 视野）相连接。摄像头还与一个自动对焦控制相连，该控制与外科医生控制台相连。光学相机通道与芯片摄像机控制单元（CCU）相连。

摄像机和 CCU 的清晰度和分辨率是根据生成系统定义的。该系统还拥有一个数字变焦功能，可以让外科医生在不移动内窥镜的情况下放大组织的视野。

3.3　套管位置与器械

内腕系统模仿外科医生的手部和腕部动作。动作命令都来自于主控制器，达芬奇 S 系统是目前最常用的手术系统，包括 57cm

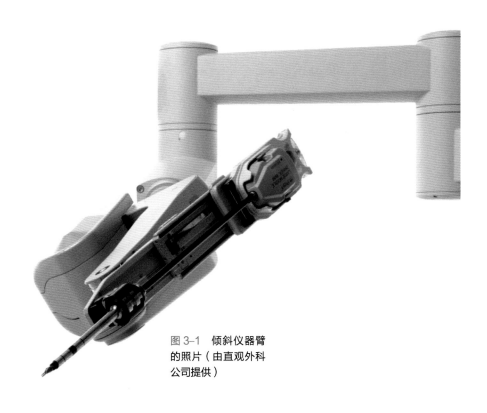

图 3–1　倾斜仪器臂的照片（由直观外科公司提供）

内窥镜 12 mm　　　　　　　　　内窥镜 8.5 mm

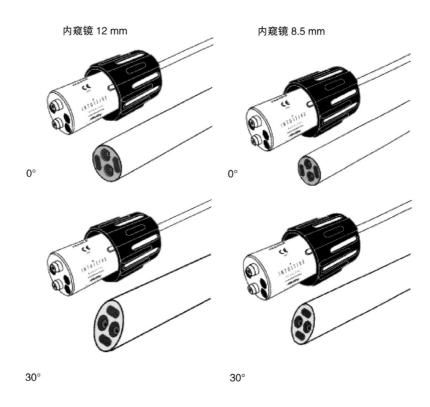

0°　　　　　　　　　　　　　　0°

30°　　　　　　　　　　　　　30°

图 3-2　0° 和 30° 透镜的 12mm 和 8.5mm 内窥镜图片

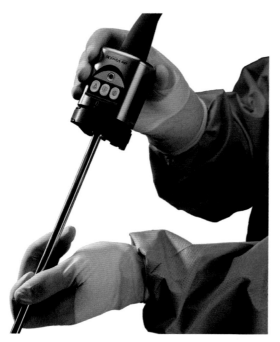

图 3-3　高分辨率内窥镜照片（由直觉外科公司提供）

长的蓝色器械，带有释放杠杆、仪器轴、手腕和各种仪器提示（表 3-1）。

同时，每个器械都有固定的使用次数。显示器上可以看到器械的剩余可使用次数，超过使用次数就无法使用了。不同系统的器械不能混用。

目前，儿童外科可用的器械只有 8mm 和 5mm 两种（图 3-4，图 3-5）。

8mm 器械使用的是成角关节，而 5mm 器械使用的是蛇形关节。成角关节进行旋转时其旋转半径比蛇形关节要短。

8mm 器械系统包括一个 12mm 的镜头和可重复使用的套管。使用 12mm 镜头时应使用钝头套管，由一个钝的闭孔、一个气

表 3-1 可用于达芬奇儿科机器人手术的仪器和辅助孔

机器人仪器（直觉外科公司，加利福尼亚州森尼维尔）	辅助孔

·5mm 仪器（8.5mm 摄像机）
  单极电凝
  超声刀
  持针器
  剪刀
  抓钳
·8mm 仪器（12mm 镜头）
  持针器
  抓钳
  剪刀
  手术刀
  专用仪器
  8mm 电凝器械
  单极电凝
  双极电凝
  OneTM 器械
  超声能量器械
  施夹钳
·单孔镜头和仪器
	·腹腔镜套管针（3mm 或 5mm）
	·持针器
	·施夹钳
	·吸引冲洗装置
	·猪尾管

配件	
·5mm 机器人穿刺器（2~3 个，取决于仪器臂的数量） ·8mm 机器人穿刺器（2~3 个，取决于仪器臂的数量） ·无菌帘 ·无菌镜头支架 ·无菌穿刺器支架 ·无菌仪器适配器 ·无菌镜头适配器	

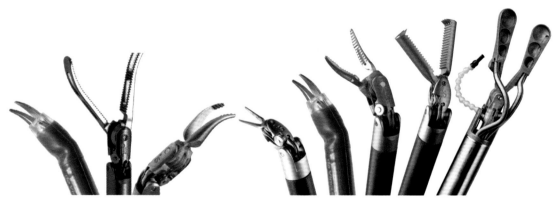

图 3-4 用于达芬奇 Si® 系统的 8mm 器械（由直觉外科公司提供）

球和一个阀门的阀体或套管组成。使用这个端口的优点是它的腹内长度短且不需要缝合固定。

最新的达芬奇手术系统可以使用 8.5mm 的三维成像镜头和 5mm 的操作器械。

此系统可以用于较小儿童、较小操作空

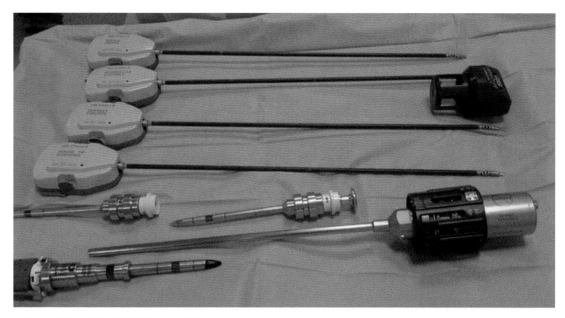

图 3-5　用于达芬奇 Si® 系统的 5mm 器械

间的手术操作。套管位置的选择对于协调器械操作、提高活动范围和避免机器碰撞十分重要。

　　套管位置的轻微改变也会明显限制手术器械的活动性，造成手术器械的碰撞，影响手术安全性。与其他微创手术相比，机器人手术套管位置应提供更大的活动度。当使用 8.5mm 镜头、5mm 器械进行儿童手术时，更需要足够的活动度。与腹腔镜手术不同，套管间距越大，外科医生的操作舒适性越好。腹部手术时套管的位置应距离髂前上棘或肋缘至少 3cm。

　　对于儿童患者的机器人手术，其操作臂的安放和对接都应该在直视下进行，遵循以下顺序：操作臂，然后是镜头臂。

　　儿童外科手术使用辅助孔是非常常见的。泌尿外科手术中，使用 3mm 套管进行牵引、吸引或导入猪尾管，使用 5mm 腹腔镜套管进行剪切、吸引和缝合。

3.3.1　单孔机器人手术

　　单孔套管是一种"筷子形"外科手术器械，它可以倒入机器人操作臂并避免器械碰撞。所有器械和镜头都经此孔导入（图 3-6）。不过，单孔器械均不能进行弯曲操作。使用 8.5mm 镜头和两个弯曲的套管倒入机器人操作臂，一个 5mm 器械负责分离和电凝，另一个 5mm 器械负责牵拉（图 3-7）。达芬奇机器人手术系统的软件将视野和操作还原成正常解剖结构，操作更自然。器械位于不同位置，通过弯曲套管，不会发生交叉。

3.4　手术室设计

　　进行机器人辅助手术时，在患者进入手术室之前，就应该设计好手术室的器械摆

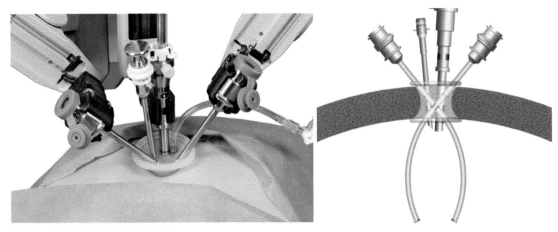

图 3-6　单孔镜头和相关器械示意图

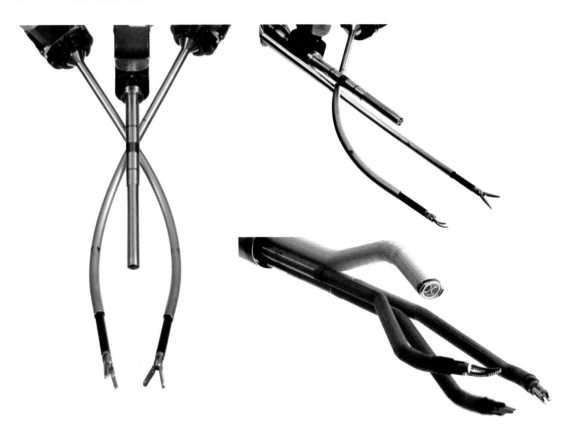

图 3-7　单孔器械图片

放。儿童手术时，合理的摆放和设计可以使得手术医生有足够的空间进行操作。为了使可用空间最大化，应移除手术室内的多余仪器。床旁机器人操作臂、医生操作系统和附属器械都应该在手术室合理摆放，以保证其可以被正常、快速使用（图 3-8）。

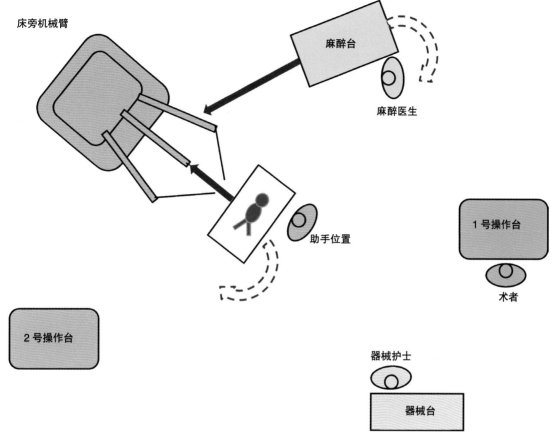

图 3-8　儿童外科机器人手术室设计

3.4.1　患者体位

合理的体位选择对于达到理想的手术效果是非常关键的。不同的手术方式决定了患者不同的手术体位。在机器人手术中，巡回护士应充分了解手术体位。选择正确体位的目的是维持循环，保护肌肉、神经和骨性结构，避免持续压力，避免损伤，为手术操作提供清晰术野，为麻醉师提供合适的静脉通道和监测仪器摆放位置。在儿童机器人手术中，成人患者为显露手术术野而采用的极端体位并不一定适用于儿童，主要有以下几种。

（1）盆腔手术和结直肠手术时使用高 Trendelenburg 位。这一体位可以移动患者腹腔脏器，有利于显露患者腹部和盆腔的重要解剖结构。

（2）反 Trendelenburg 位通常用于上腹部机器人手术，包括胆囊切除术、胃切除术和胃折叠术。这一体位可以将患者腹部脏器挪入盆腔中，从而充分显露手术部位。

（3）进行机器人肾脏手术和肾上腺手术时多选用侧卧位。

3.4.2　儿童外科机器人手术团队

儿童外科机器人手术需要训练有素的专

业团队。儿童外科机器人手术团队包括主刀医生、手术助手、麻醉医师、巡回护士和外科专业技师。团队人员对机器人辅助手术的熟悉程度和有效沟通对于手术成功至关重要。目前推荐的做法是团队成员应共同跨越学习曲线，最好能共同进行所有儿童机器人手术。主刀医生不仅要领导团队和进行机器人手术操作，还要熟悉手术室器械摆放、熟悉手术系统和故障的解决办法。巡回护士和外科专业技师应该熟悉器械的启动、套无菌罩、对接、手术器械故障处理、器械更换和中转流程。助手医生除了有以上要求外，还要懂得基本的腹腔镜手术操作，熟悉套管置入以及切割闭合器的使用、冲洗、牵引和剪切。

手术室内器械摆放合理，器械放置完毕后就可以进行手术。

（1）系统电缆、光纤通道、聚焦控制和电力电缆连接，系统被打开。然后系统将进行自我测试。在此期间，不应尝试操作系统，否则可能引发故障。

（2）定位操作臂和镜头臂，要确保有足够的移动空间。

（3）启动机器人操作系统。

（4）将床旁机械臂系统套上无菌罩：无菌罩不应太紧，如果太紧可能会缩小机器人手臂的活动范围。

（5）无菌的镜头适配器与内镜连接，并套上无菌罩，校准白平衡。

（6）镜头校准并调整镜头设置（三维和二维，0°和30°，上下）。

（7）镜头臂的"甜蜜点"是通过将套管与床旁操作臂系统中心对准并伸展镜头臂来设置。

一个训练有素的协作团队对于手术室的互动至关重要，并且可能有助于改善患者的手术预后。

3.5 系统关机

一旦机器人辅助手术完成，首先应移除所有的器械，接着是内窥镜。手臂与套管脱开，床旁机械臂系统从患者处撤离。最后，去除无菌附件，并清洗系统。

随着越来越多的公司引进机器人器械，在接下来的几年里，我们可以预见，机器人器械的小型化将得到改善，这将使在像儿童患者这种有限的空间中更为优化的工作成为可能。

参考文献

1. Ng AT, Tam PC. Current status of robot-assisted surgery. Hong Kong Med J. 2014;20:241–250.
2. Moorthy K, Munz Y, Dosis A, et al. Dexterity enhancement with robotic surgery. Surg Endosc. 2004;18:790–795.
3. Byrn JC, Schluender S, Divino CM, et al. Three-dimensional imaging improves surgical performance for both novice and experienced operators using the da Vinci robot system. Am J Surg. 2007;193:519–522.
4. van der Schatte Olivier RH, van't Hullenaar CDP, Ruurda JP, et al. Ergonomics, user comfort, and performance in standard and robot-assisted laparoscopic surgery. Surg Endosc. 2009;23(6):1365–1371.
5. Hubert N, Gilles M, Desbrosses K, et al. Ergonomic assessment of the surgeon's physical work- load during standard and robotic assisted laparoscopic procedures. Int J Med Robot. 2013;9:142–147.
6. Lee EC, Rafiq A, Merrell R, et al. Ergonomics and human factors in endoscopic surgery: a comparision of manual vs telerobotic simulation systems. Surg Endosc. 2005;19:1064–1070.
7. van Haasteren G, Levine S, Hayes W. Pediatric robotic surgery: early assessment. Pediatrics. 2009;124:1642–1649.

8. Sinha CK, Haddad M. Robot-assisted surgery in children: current status. J Robot Surg. 2008;1:243–246.

9. Cundy TP, Marcus HJ, Hughes-Hallett A, et al. Robotic surgery in children: adopt now, await, or dismiss? Pediatr Surg Int. 2015;31:1119–1125.

10. Nezhat C, Lakhi N. Learning experiences in roboticassisted laparoscopic surgery. Best Pract Res Clin Obstet Gynaecol. 2015;35:20–29. pii: S1521-6934(15)00221-7.

11. Catchpole K, Perkins C, Bresee C, et al. Safety, efficiency and learning curves in robotic surgery: a human factors analysis. Surg Endosc. 2015;30(9):3749–3761.

12. Higuchi TT, Gettman MT. Robotic instrumentation, personnel and operating room. In: Li-Ming S, editor. Setup Atlas of robotic urologic surgery. Current clinical urology. NY: Humana Press; 2011. p. 15–30.

13. Narula VK, Melvin SM. Robotic surgical systems. In: Patel VR, editor. Robotic urologic surgery. London: Springer-Verlag; 2007. p. 5–1.

14. Bhandari A, Hemal A, Menon M. Instrumentation, sterilization, and preparation of robot. Indian J Urol. 2005;21:83–85.

15. Szold A, Bergamaschi R, Broeders I, et al. European Association of Endoscopic Surgeons (EAES) consensus statement on the use of robotics in general surgery. Surg Endosc. 2015;29:253–288.

16. Pelizzo G, Nakib G, Romano P, et al. Five millimetre-instruments in paediatric robotic surgery: advantages and shortcomings. Minim Invasive Ther Allied Technol. 2015;24:148–153.

17. Nakib G, Calcaterra V, Scorletti F, et al. Robotic assisted surgery in pediatric gynecology: promising innovation in mini invasive surgical procedures. J Pediatr Adolesc Gynecol. 2013;26:e5–7.

18. Ahn N, Signor G, Singh TP, et al. Robotic single- and multisite cholecystectomy in children. J Laparoendosc Adv Surg Tech A. 2015; 25:1033–1035.

19. Jones VS. Robotic-assisted single-site cholecystectomy in children. J Pediatr Surg. 2015;50:1842–1845.

20. Morelli L, Guadagni S, Di Franco G, et al. Da Vinci single site. surgical platform in clinical practice: a systematic review. Int J Med Robot. 2015;12(4):724–734. doi:10.1002/ rcs.1713.

21. Meehan JJ. Robotic surgery in small children: is there room for this? J Laparoendosc Adv Surg Tech. 2009;19:707–712.

22. Chang C, Steinberg Z, Shah A, et al. Patient positioning and port placement for robot-assisted surgery. J Endourol. 2014;28:631–638.

23. Hortman C, Chung S. Positioning considerations in robotic surgery. AORN J. 2015;102:434–439.

24. Gettman MT, Blute ML, Peschel R, et al. Current status of robotics in urologic laparoscopy. Eur Urol. 2003;43:106–112.

25. Gettman MT, Cadeddu JA. Robotics in urologic surgery. In: Graham SD, Keane TE, Glenn JF, editors. Glenn's urologic surgery. Philadelphia: Lippincott Williams & Wilkins; 2004. p. 1027–1033.

从传统微创手术向机器人手术的转变

4.1 引言

20 世纪 90 年代末，为了克服传统微创手术的局限性，包括二维成像、器械运动范围受限、手颤以及外科医生的人体定位差等，机器人手术被引入临床实践。从那以后，机器人手术迅速发展，并用于越来越多的复杂微创外科手术中。从历史上看，与成人外科手术相比，新的手术技术在儿童外科手术中更不容易被接受，且被接受的速度更慢。事实上，空间狭小与麻醉学管理限制了这些技术的应用。在儿科手术中，机器人手术已被世界上少数儿科医生所接受和利用。自 2001 年 4 月首个儿童机器人手术病例被报道以来，机器人技术在儿童外科手术中的应用迅速扩大。在过去的十年中，它被成功地应用于婴儿和儿童的多种胃肠系统、泌尿系统、生殖系统和胸部手术，从而证明了这种方法的安全性和可行性。使用这种新方法进行儿童外科手术的数量每年都在迅速增长。机器人手术的早期前景实属可观，但是目前大多数的比较研究都来自于单个机构，

并且缺乏权威的证据。近年来，虽然有越来越多的大型机器人手术病例研究被发表，但作者主要关注的是机器人手术与开放手术的比较。然而，为了明确特定类型的机器人手术与传统腹腔镜手术或胸腔镜手术相比的潜在优势，对证据进行比较研究很有必要。利用机器人辅助儿童外科手术需要全新的手术技巧和调整手术室布置。这种创新技术的引入提高了手术仪器的可控性，促进了光学的发展。然而，机器人手术也面临新的挑战和局限性，这需要在未来进行改进。从腹腔镜手术向机器人手术的成功过渡需要一个过程。其中需要组建一个专业的机器人手术团队，团队应该熟知机器人设置，并且能够处理手术中的各种问题。团队还要确保外科医生能够花足够的时间熟悉即将操作的机器人设备，并帮助患者进行选择，从一开始就避免问题的发生。在第一个手术中，确保充足的时间非常重要，这样就不会有人因为时间不足而匆匆忙忙或受到干扰，当然，也要确保有一名监护人员在场。最后，当手术结束时，整个团队的总结汇报也很重要，这有利

于解决细节问题、激发使用这项新技术的热情、撰写检查表和计划报告。有了这些简单的步骤，腹腔镜手术向机器人手术的过渡就变得相对轻松。

4.2　历史背景

　　机器人手术的起源与早期手术的优点和缺点息息相关。微创手术始于 1987 年，即腹腔镜胆囊切除术的首次使用。从此以后，腹腔镜手术的数量随着技术的进步和外科医生的技能提高而不断增长。微创手术的优点使其在外科医生、患者和保险公司中非常受欢迎。为了克服现有腹腔镜手术的局限性和扩大微创外科手术的优势，机器人辅助手术诞生了。"机器人"一词源于捷克语"robota"，意思是"强制劳动"，它已经从重复劳动的笨拙机器演变为高智能的拟人化机器。虽然今天的机器人仍然是非智能机器，但人类在扩大其效用方面已经取得了很大的进步。今天，手术机器人是计算机辅助系统，它们被用于从事工业研究中特定的、高度精确的、危险的任务，而这些任务都是人类无法执行的。然而，机器人技术进入医学领域的速度很慢。声控机器人手臂经常被用于操纵内窥镜。目前，复杂的主从机器人系统已被 FDA 批准销售，并用于各种外科手术。最初，机器人被视为帮助外科医生从开放手术向腹腔镜手术过渡的工具。为了尽量弥补腹腔镜手术的不足，机器人技术被引入。目前，在儿童外科手术方面，机器人辅助手术主要运用于胃底折叠术（治疗胃食管反流）和肾盂成形术（治疗肾积水）。此外，

机器人手术与其他新的手术方法共同发展，造福于患者。事实上，也有新的方法可用来解决手术问题，如单切口腹腔镜手术、单端口手术和经自然腔道内镜手术。

4.3　机器人手术的影响

　　机器人手术是一种升级的内窥镜手术。作为传统的微创手术，不单是一种技术，更是一种终端工具。它为外科医生和患者提供了毋庸置疑的技术优势。可视化和灵活性是机器人技术的两个主要特征，在需要精细解剖和复杂的外科重建情况下，它的益处似乎更加明显。然而，各种复杂的外科重建过程表明机器人具有更广泛的应用领域，它提高了许多外科医生在微创外科手术中的技能。与传统腹腔镜手术相比，机器人手术的主要优点如下。

　　（1）可视化程度：手术视野的三维成像对比二维成像。目前，市场上有一个直径为 8mm 的高清摄像头，适合儿童患者，且更方便。

　　（2）仪器的改进：与腹腔镜手术仪器相比，直观仪器具有更少的支轴效应。机器人仪器也有 7 个自由度，类似于人的手臂和手，而僵硬的传统仪器只有 4 个自由度。机器人手术仪器更灵活，它们发音清晰，可以像人类的手和手指关节一样（甚至更好地）活动。

　　（3）外科手术仪器的稳定性：在传统的腹腔镜手术中，外科医生的细微动作被放大（包括错误或手颤）。机器人手术可最小化外科医生的手颤影响程度。

（4）提高外科医生的工作效率：所有的外科医生可以坐着进行机器人辅助手术，而不是站在手术台上。

4.4　机器人技术的局限性

（1）成本和手术时间增加：机器人手术仪器的购买成本和维护成本高，这是它的许多缺点之一。

（2）额外的外科培训：目前的机器人系统仍然相当大，需要训练有素的工作团队进行操作，且仪器设置时间长。机器人系统只在少数医疗中心使用，因此其手术培训的机会大大减少。

（3）设备笨重庞大。

（4）仪器限制（如缺乏吸引和冲洗功能、尺寸、成本）。

（5）缺乏触觉反馈：这是机器人技术最明显的不足。触觉反馈的缺乏可以用手术视野的 3D 视觉来补偿，这种技术在不久的将来可能会被引入。

（6）仪器故障的风险：机器人手术系统的设计特点是尽量减少仪器故障对患者的潜在影响。这些特点包括系统冗余、性能退化或故障、容错、及时维护和系统报警。因此，在当前的机器人手术系统中存在若干仪器检查和平衡设计，从而使仪器故障的风险最小化。

（7）能量平台有限（比传统腹腔镜手术更少）。

（8）不适用于涉及两个以上象限的腹部外科手术（在这些情况下，设备需要重新对接和重新定位）。

4.5　机器人手术的规划

医院管理人员和儿童外科医生必须明确开发机器人外科手术程序的目的。当外科团队和医院管理部门能够为患者护理和医院发展共同努力时，机器人手术的发展潜力是最大的。在开发机器人程序和制定时间轴时，收集必要的数据非常重要，包括潜在增加的转介资源、节省的住院时间和恢复时间。在这一阶段，不能忽略机器人系统的年度服务费以及每次手术的仪器成本和处理成本。当与医院管理者谈判时，向他们展示机器人在患者护理方面对医院的益处非常重要。除了说明对患者的潜在益处之外，还应强调其社会效益。机器人系统在学术机构中的合作机会更多。机器人手术系统程序的智能化进程可以促进科学研究。工作团队可以研发新的项目，并按实际时间表严格执行。这对实习医生培训来说是一个巨大的潜在机会，为许多领域提供了研究课题。对新的机器人技术编程来说，为社区提供教育项目很重要。手术团队的能力直接关系到机器人手术的成功与否。当外科医生不在患者旁边，而助手在床旁执行关键任务的时候，这点尤其重要。在培训期间，与直接参与现场的技术人员或指导人员进行沟通，以便获得指导，这一点也很有益。开发机器人程序最重要的特点是求知欲，以及参与该项目的外科医生的高水平奉献。在手术中搜集的精细数据方便开发团队跟踪进展，应该记住，成功的程序研发速度缓慢，且不是一帆风顺的。每一项进步都需要团队领导的批判性分析和质量审查。

只有在前一个步骤被掌握之后，才能进入下一个步骤。大多数现代医院可以组建一个机器人手术团队，开发机器人程序，并在患者护理方面取得优异成绩。此外，机器人手术可以结合"虚拟现实"或"增强现实"的新概念，为外科医生提供有价值的术前或术中信息。

4.6   机器人手术团队

与传统的腹腔镜手术相比，成功的机器人手术将更有效，但这需要建立一个受过训练的儿童外科手术团队，包括熟悉专用仪器设置、使用和翻转的床边助理以及巡回护士和器械护士。机器人手术团队应该包括麻醉师、器械护士、外科专家、儿童外科医生、巡回护士和机器人公司的代理人。随着微创外科领域技术的不断变化，如机器人技术，提高外科医生的专业能力非常重要。传统外科手术的训练和机器人手术的训练对提高外科医生的操作技能起着重要作用。通过模拟训练（无论是虚拟的、混合的还是真实的训练），外科医生可以在安全和无压力的环境中排练、学习、改进或提高他们的技能。在初级阶段，适当的培训是成功开发机器人程序的必要条件。团队训练是最重要的早期步骤，为达到最好的结果应该精心策划目标课程。培训应以提升临床经验为目的，并涉及仪器安装、悬吊、电力和仪器故障排除。外科医生坐在一个专门的控制中心（称为控制台），以控制摄像机、机器人手臂和其他设备。助手在手术台边，通过端口使用腹腔镜工具来提供吸力、更换机器人工具，根据需要对机器人手臂进行调整，并引入缝线。器械护士在患者的另一边，以提供工具和缝线，并对机器人手臂进行调整。麻醉师位于患者的头部位置，提供麻醉并监测患者的生命体征。

4.7   机器人手术培训与外科手术教育

在实习医生中进行机器人手术培训的必要性引起了外科教育工作者的争论，在采用机器人手术的医疗中心，外科教育工作者仍然承担着教导实习医生进行手术管理的责任。此外，他们现在还面临着一个新的挑战，即教导实习医生如何协助和执行外科手术，而不是站在手术台旁边。虽然机器人系统对使用者来说比较方便，但需要医生和手术室工作人员的共同努力。将机器人手术培训纳入所有实习医生培训计划面临着重大挑战：不应该对实习医生造成负面影响。传统上，这需要外科教学者在手术中的长期亲临指导作为保证。在机器人系统中，外科医生单独坐在控制台上，助手在手术台旁边。因此，助手是唯一与患者进行接触的医生。在未来，手术培训模拟器可能在教学过程中发挥更大的作用，但目前这项技术是不可用的。因此，机器人外科教学者必须兼顾手术操作和与助手的教学沟通。毫无疑问，机器人手术培训对实习医生的未来职业生涯很重要。为了培训实习医生，使其获得机器人手术的新技能，3个步骤是必不可少的：第一步是知觉意识，它包含对操作的认知理解，并且能够在脑海中想象整个手术操作。第二步是引导学习，在此期间，实习医生在导师的引导和监督下，学习如何执行分段的操作步骤。最后一步是自主阶段，其中各种技能被细化，从而达到精确和高效。如今，机器人手术系统常用于普通微创外科手术、儿科手术、妇科手术、泌尿外科手术、心胸外科手术和耳鼻咽喉外科手术。机器人设备不断发展，且变得越来越便宜，因此传播越来越广泛，可能会更频繁地在外科手术中使用。尽管许多技术取得了飞跃发展，但手术培训在一个多世纪里没有什么变化。在培训中，外科医生总是需要通过在真实患者身上"反复试验"才能获得手术经验。这种方法使手术培训完全依赖于实际病例，延长了培训周期，并降低了患者的安全性。通过模拟手术，机器人系统为所有手术技能创造了新的介质，外科医生可以使用手术机器人练习"三维的""虚拟现实"的模拟操作。对于第二天即将进行手术的患者，外科医生可以提前通过图像模拟对手术解剖三维重建进行练习。现在，机器人手术培训都有机器人手术专用模拟器，它是一种便携的、独立的机器人手术模拟器，可教授新手外科医生操作达芬奇机器人手术系统所需的运动和认知技能，它通过虚拟现实向使用者介绍机器人辅助手术的基本原理。它拥有多层次的课程，设计了不同层次的难度，教导使用者所需技能，以便使用者有效地掌握机器人手术的技能。与机器人手术的学习曲线相比，传统腹腔镜手术的学习曲线时间更长，过程更困难。机器人手术的学习过程需要掌握更多的灵巧性，以应对僵硬仪器在平面显示屏上失去的触感问题。与学习传统的腹腔镜手术相比，年资较低的实习医生学习机器人手术的速度更快，并且能够掌握更先进的机器人手术技能。一些实验室模拟研究表明，新手外科医生在学习中受益可能更大。在具有技术挑战性的手术任务中（如缝合），新手外科医生在机器人辅助腹腔镜手术中需要一定的反应时间，而经验丰富的腹腔镜外科医生在机器人辅助腹腔镜手术与传统腹腔镜手术中表现出同样的熟练程度。在腹腔镜手术中，机器人辅助似乎帮助新手外科医生消除了早期学习曲线，但这对经验丰富的腹腔镜外科医生可能并没有帮助。随着机器人手术的应用领域不断扩展，有必要针对实习医生和执业外科医生继续开展机器人手术学习的医学教育项目。

机器人手术培训的核心目标如下。

- 熟悉机器人手术系统（组件和仪表）的功能和工效
- 正确地设置手术室
- 学习科学的姿势和做好对接工作
- 熟悉手术解剖、腔内缝合和结扎技术

4.8　机器人手术的设置

机器人手术室的设置是提高手术效率的关键因素。手术机器人设备由 3 个主要部分组成：控制台、操作臂系统、塔台控制系统。外科医生不用站在手术台旁，而是坐在一个装有三维视觉系统的控制台上，他（或她）的动作被缩放、过滤，并通过机电式机器人手臂，让手术器械精准地、实时地作用于患者身体，从而扩展了外科医生的能力。

控制台位于手术室,它采用人体工程学设计,令人舒适。外科医生和控制台均位于无菌区之外。外科医生对机器人仪器、摄像机和机器人手臂的位置进行控制。助手对自缚结、施夹钳或吸引器等其他设备进行协助。机器人操作臂系统具有 4 个可完全伸缩和移动的手臂,一旦手臂停靠在患者的机器人端口上并被激活,外科医生就可以控制和使用它。机器人操作臂系统的准确定位非常重要,它必须对准目标器官。在手术过程中,机器人操作臂系统无法被再次移动,因此在外科医生坐到控制台之前,需要确保患者、机器人手臂和仪器的位置。此外,手术设备相当笨重,而且儿童手术室的空间通常较小,因此建议寻找最佳的位置来摆放机器人设备,并保持房间的设计布局首先考虑到外科医生的位置,这样手术室中的每个人都能在患者到来之前,明白设备与患者的位置。塔台控制系统可以控制光学系统、气体吹药器和软件程序,以此保证机器人设备的运行。机器人仪器的使用寿命有限,在 8mm 平台上能使用 10 次,5mm 的平台上能使用 20 次。与传统的腹腔镜端口摆放位置相比,儿童患者的端口位置有所不同。所有设备的端口位置必须彼此远离,以便留下足够的空间便于操作。每个带有摄像端口的侧向端口都应该对准目标器官。在腹腔镜手术中,外科医生保持站立姿势,并在患者上方的二维监视器上观察手术区域,而摄像机则由助手操纵。如上所述,在机器人系统中,外科医生坐着控制 3D 图像摄像机。腹腔镜手术使用手持式和非铰接式仪器。

4.9 讨论

机器人手术代表着微创外科手术在发展历程中的新的里程碑。使用这种技术,外科医生在探查患者的身体内部时,所造成的创伤非常小。机器人系统使复杂的腹腔镜手术变得更容易操作,因此有必要增加供外科医生使用的微创医疗设备。与传统的腹腔镜手术相比,机器人手术有许多好处,例如扩大三维可视化、关节式器械、震颤过滤、运动缩放和人体工程学设计。因儿童外科手术需要在狭窄的解剖空间进行精细的解剖和缝合,所以很适合采用机器人手术。然而,仍有一些地方需要改进,例如缩小系统和仪器,或者增强触感。通过机器人辅助,开放手术到腹腔镜手术的过渡变得毫无困难,解剖和内缝合也变得更容易,这归功于机器人技术的直观特性。培训当然是另一个重要的讨论话题。尽管技术不断得到改进,培训仍然是微创外科领域的一个主要问题。有人认为机器人手术技术比腹腔镜手术技术更好。在微创重建手术中,机器人手术需要一个低学习曲线。在进行相同类别的手术 10～20 次以后,学习曲线达到峰值。与腹腔镜手术技术相比,机器人手术技术学习起来更迅速、更容易。大多数作者认为,机器人手术能够提高传统微创手术的性能,节省手术时间,使操作更精准。如果外科医生拥有腹腔镜手术经验,那是锦上添花,这种经验有助于外科医生进行高难度手术。腹腔镜手术的许多原则适用于机器人手术,因此,在进行机器人手术之前,对腹腔镜手术有一些了解也是有帮助的。虽然很难对将腹腔镜手术经验应用到机器人手术的过渡进行量化，但我们仍相信拥有丰富的腹腔镜手术经验对实施机器人手术有帮助。具有传统腹腔镜手术经验的外科医生已经克服了视觉局限性以及重要的触感丧失问题。此外，虽然新颖的仪器有很多应用领域，但应用时也可能会出现困难。事实上，儿童外科医生可治疗不同病因的器官疾病。外科手术包括胸部手术、腹部手术和腹膜后手术，每种手术都需要专用仪器和手术经验。因此，年轻的儿童外科医生在进行机器人手术之前，应该认识到这些挑战和腹腔镜手术的并发症。机器人手术在儿童外科领域的初步效果令人欣慰。机器人手术的成功率与传统腹腔镜手术的成功率相似。然而，目前并没有关于儿童外科机器人手术的随机研究文献。牛津大学循证医学中心的数据表明，已发表的相关研究基本上都是具有Ⅲ级或Ⅳ级证据水平的研究。在感受机器人技术带来的最初兴奋以后，腹腔镜专家似乎也认为机器人系统仅对有限数量的外科手术有益，这些手术都有一个共同点，那就是需要在有限的空间内进行精确的操作，而不需要机器臂的大量运动。尽管机器人手术仍处于起步阶段，但已经证明其价值巨大，尤其是在传统腹腔镜手术无法进入的领域。然而，在技术要求较低的手术中，机器人系统是否将取代传统的腹腔镜器械仍待考证。无论如何，机器人技术对外科手术都具有革命性意义，它改进了腹腔镜手术并扩大其应用领域，推动了外科技术的进步，使外科手术进入数字化时代。虽然机器人手术的可行性已经在很大程度上得到了证实，但必须采取更多的前瞻性随机试验来评估其疗效和安全性。在进一步的研究中，必须评估机器人手术的成本效益或与传统手术相比的优势。机器人技术以其固有的优势，创造了公平竞争的环境，使广大患者受益。唯一不足的是，机器人手术时间一般比腹腔镜手术和开放手术更长。但另一方面，在某些手术中，机器人手术的优点是失血量更少、转换率更低、住院时间更短。机器人手术发展的主要瓶颈是购买成本高（大约100万美元）、维护成本高（每年大约为购买成本的10%）、耗材成本高（每件仪器大约2000美元），其成本效益比有待验证。机器人辅助腹腔镜手术的费用是一个复杂的问题，必须考虑到医院的费用、患者的费用和社会的费用，包括手术的直接和间接成本，如设备成本、手术时间成本、康复时间成本、住院时间成本、护理成本、麻醉成本、医生费用、门诊护理成本、误工费等。为了对这些成本进行初步判断，有必要做出进一步的前瞻性和对比研究，特别是对机器人手术和腹腔镜手术的比较研究。为了确保机器人手术技术的发展生命力，对其进行经济分析也是必不可少的。为了评估机器人技术未来在内脏手术中的作用，进行高质量的前瞻性随机试验迫在眉睫。为此，外科医生应该明确掌握学习曲线。但是，已有的证据表明，机器人手术在未来的外科手术中具有良好前景。因此，外科医生应积极促进机器人手术的进一步发展，并在这一领域开展高质量的比较研究。儿童外科医生应积极参与到机器人手术的演化进程中，以确保在年幼患者身上适当且合理地使用这种新技术。

参考文献

1. Panait L, Shetty S, Shewokis PA, et al. Do laparoscopic skills transfer to robotic surgery? J Surg Res. 2014; 187:53–58.

2. Chaussy Y, Becmeur F, Lardy H, et al. Robot-assisted surgery: current status evaluation in abdominal and urological pediatric surgery. J Laparoendosc Adv Surg Tech A. 2013;23(6):530–538.

3. Peters CA. Robotic assisted surgery in pediatric urology. Ped EndoSurg Innov Tech. 2003;7(4):403–413.

4. Monn MF, Bahler CD, Schneider EB, et al. Trends in robot-assisted laparoscopic Pyeloplasty in pediatric patients. Urology. 2013;81(6):1336–1341.

5. Friedmacher F, Till H. Robotic-assisted procedures in pediatric surgery: a critical appraisal of the current best evidence in comparison to conventional minimally invasive surgery. J of Laparoendosc Adv Surg Tech. 2015;25:1–8.

6. Meehan JJ, Sandler A. Pediatric robotic surgery: a single-institutional review of the first 100 consecutive cases. Surg Endosc. 2008;22(1):177–182.

7. Hassan SO, Dudhia J, Syed LH, et al. Conventional laparoscopic vs robotic training: which is better for naive users? A randomized prospective crossover study. J Surg Educ. 2015;72(4):592–599.

8. Ferguson JL, Beste TM, Nelson KH, et al. Making the transition from standard gynecologic laparoscopy to robotic laparoscopy. JSLS. 2004;8:326–8.

9. Lanfranco AR, Castellanos AE, Desai JP, et al. Robotic surgery. A current perspective. Ann Surg. 2004;239(1):14–21.

10. De Lambert G, Fourcade L, Centi J, et al. How to successfully implement a robotic pediatric surgery program: lessons learned after 96 procedures. Surg Endosc. 2013;27:2137–2144.

11. Camps JI. The use of robotics in pediatric surgery: my initial experience. Pediatr Surg Int. 2011;27:991–996.

12. Luebbe BN, Woo R, Wolf SA, et al. Robotically assisted minimally invasive surgery in a pediatric population: initial experience, technical considerations, and description of the da Vinci surgical system. Ped EndoSurg Innov Tech. 2003;7(4):385–402.

13. Passerotti CC, Franco F, Bissoli JCC, et al. Comparison of the learning curves and frustration level in performing laparoscopic and robotic training skills by expert and novices. Int Urol Nephrol. 2015;47:1075–1084.

14. Tasian GE, Wiebe DJ, Casale P. Learning curve of robotic assisted Pyeloplasty for pediatric urology fellows. J Urol. 2013;190:1622–1627.

15. Cundy TP, Marcus HJ, Hughes-Hallett A, et al. International attitudes of early adopters to current and future robotic technologies in pediatric surgery. J Pediatr Surg. 2014;49:1522–1526.

16. Tzemanaki A, Walters P, Graham Pipe A, et al. An anthropomorphic design for a minimally invasive surgical system based on a survey of surgical technologies, techniques and training. Int J Med Robot. 2014;10:368–378.

17. Patel SR, Hedican SP, Bishoff JT, et al. Skill based mentored laparoscopy course participation leads to laparoscopic practice expansion and assists in transition to robotic surgery. J Urol. 2011;186:1997–2000.

18. Chandra V, Nehra D, Parent R, et al. A comparison of laparoscopic and robotic assisted suturing performance by experts and novices. Surgery. 2010;147(6):830–839.

19. Sachdeva AK, Buyske J, Dunnington GL, et al. A new paradigm for surgical procedural training. Curr Probl Surg. 2011;48(12):854–968.

20. Kim I-k, Kang J, Park YA, et al. Is prior laparoscopy experience required for adaptation to robotic rectal surgery?: feasibility of one-step transition from open to robotic surgery. Int J Color Dis. 2014;29:693–699.

21. Di Gregorio M, Botnaru A, Bairy L, et al. Passing from open to robotic surgery for dismembered pyeloplasty: a single centre experience. Springerplus. 2014;3:580.

儿童外科机器人手术的并发症

5.1 引言

机器人手术的引入延伸了外科医生的手术范畴，也带来了腹腔镜手术（微创手术）必须面对的困难及并发症问题。自 2001 年以来（Meininger 等人首次报告使用机器人系统行儿童胃底折叠术），机器人手术被越来越多地应用到儿童泌尿、胃肠、胸部等外科手术领域。虽然对外科医生来说，机器人手术很有优势：具有深度感知的三维全景高分辨率画质、放大的画面、让视野稳定的控制能力、通过多关节增加运动自由度、运动缩放和远程操作等。但是，机器人手术在儿童外科手术应用中，还是有一系列特定的并发症。大多数并发症都是很小的，并不会改变整个手术效果。其他并发症与开放手术和传统腹腔镜手术中的并发症类似。预防胜于治疗，大多数并发症可以通过训练有素的外科医生谨慎操作来避免。

据一项系统性研究数据表明，在 2393 例儿童外科机器人手术中，中转开腹的发生率为 2.5%，而腹腔镜手术和胸腔镜手术的中转开腹发生率为 2.3%~7.4%。由于不同作者对并发症的定义及分类理解有差异，比较机器人手术与腹腔镜/胸腔镜手术的并发症发生率的文章有限。尽管如此，在 858 例机器人辅助泌尿外科手术的患者中，围手术期严重并发症（Clavien Ⅲ 级及以上）的发生率分别为 4.8% 和 0.1%，Clavien Ⅱ 级手术的围手术期严重并发症的发生率为 8.2%。在 2353 例腹腔镜和胸腔镜手术的儿童患者中，总的并发症发生率为 3.6%。

在本章中，我们将讨论儿童外科机器人手术所面临的挑战和并发症，以及相应的处理方式。

5.2 术前考虑

无论开放手术还是传统腹腔镜手术，都应考虑以下患者因素。

- 患者选择
- 手术适应证
- 既往手术和瘢痕情况
- 充分的书面同意，包括技术细节、

手术时间、中转开腹的可能性和潜在的并发症

● 既往病史、并发症的发生率和危险因素

5.2.1　手术室设置

机器人专用或特殊设计的手术室是最佳选择，但机器人手术的实施要与现有大多数的设施融为一体。当儿童患者被转移到手术台时，先要确保患者正确的体位、从动装置和设备装置的正确摆放以方便手术操作，同时保持良好的麻醉操作，尤其是保证通气道、监护仪和静脉输液管道等可以正常工作（图 5–1）。在儿童和新生儿中，这种平衡的手术室很难实现，因此更要强调外科医生、麻醉师和手术团队良好沟通的重要性。

患者、外科医生、手术团队和设备的位置取决于即将采取的手术路径，如经口、经胸、经腹或腹膜外途径。在一项 14 年 FDA 数据的回顾性研究中，我们发现 410 例医源

性损伤中，有 17 例是不正确的患者体位导致的，这个比例为 4.1%，仅次于机器人的手术操作。尤其是长时间手术的情况下，要特别注意患者的受压部位。

5.2.2　麻醉与机器人手术

目前，机器人手术只能在全身麻醉、气管内插管、机械通气、完全肌松的情况下进行。在机器人手术过程中，因麻醉不充分导致患者移动，可能很危险，因为机器人的功能性操作臂被固定在患者的被遮盖部位，而外科医生在远程操作。麻醉不良的患者建立良好的气腹较为困难，因此难以实现安全有效的操作空间。

胃肠道胀气是机器人手术中的另一个重要问题，也是导致中转开腹、并发症和手术失败的主要原因。尤其对于儿童和新生儿，其本身操作空间有限，而目前可用的机器人仪器（8.5mm 和 12mm 镜头；5mm 和 8mm 金属套管及器械）相对较大。因此，应减少

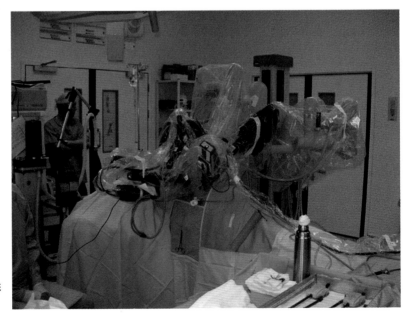

图 5–1　行左侧肾盂输尿管成形术时的机械臂摆放

面罩气体诱导、一氧化氮和其他可导致肠管扩张的药物的应用。

5.2.3　对接

对接指的是将机器人操作臂组装到从动装置上。熟悉硬件、操作臂运动和对接程序可以减少总的麻醉时间，并减少医源性损伤和发生并发症的风险。正确对接机器人操作臂可以优化设备功能，防止操作臂和仪器的碰撞，方便外科医生、助手和麻醉师操作。据 Najmaldin 和 Antao 的报道，使用三孔操作的标准达芬奇系统，其学习曲线（前 50 个儿科病例）的平均对接时间为 12 分钟。之后在不是很复杂的情况下，他们的对接时间可以减少到 4.8 分钟。成人手术的平均对接时间为 10 分钟。外科医生的经验是减少对接时间的最重要的因素。经验丰富的外科医生和精通对接的手术团队也能够有效率地拆卸机器人操作臂。这种效率很重要，尤其是当时间紧迫时，比如出现大出血需要中转开腹。

一些作者认为，在对儿童和新生儿进行外科手术时，现有设备的大小和尺寸给手术带来了挑战，并成为手术并发症的来源之一。与目前在许多先进的腹腔镜手术中经常使用的 3mm 仪器相比，在工作空间有限的手术中，达芬奇系统的 5mm 和 8mm 仪器导致更小的操作空间。

5.3　术中并发症

5.3.1　气腹建立和套管布置

正如在腹腔镜手术中一样，在机器人手术中建立气腹会导致潜在的术中并发症，即出血和脏器损伤。建立气腹和打开腹膜腔的三种传统方法包括：开放式（Hasson）技术、使用气腹针、使用套管针直接插入（DTE）。所有这些方法都有其优点和缺点，开放式建立气腹是最受儿童外科医生欢迎的技术。据 Passerotti 等人报道，在过去 10 年的一系列儿科泌尿系统病例中，开放式建立气腹技术的并发症发生率为 0.8%，使用气腹针的并发症发生率为 2.3%。有趣的是，在一个对腹膜进入方法进行比较的荟萃分析中，作者发现所有方法在安全性和并发症发生率方面的优势都差不多。在 472 个儿童外科机器人腹部手术中，作者没有发现因使用套管针而造成明显损伤的案例。

除了建立气腹和进入腹腔以外，仔细规划放置摄像头和操作套管位置也很重要（图 5–2）。这种方法将最大限度地减少医源性损伤的风险，便于操作，减少术中可能需要的额外套管。

刚开始，套管位置（镜头）和操作套管位置的选择类似于传统腹腔镜。但是镜头、操作 / 辅助套管和目标器官之间多让出 1 ~ 2cm 的距离将更方便操作器械进入，并可以使机器臂和器械碰撞的风险降到最低。在所有微创手术中，必须小心，避免损伤腹壁血管和腹腔脏器。

既往手术或怀疑有腹膜粘连的患者，应考虑选择开放式建立气腹的技术。然后用传统的腹腔镜或机器人技术进行粘连松解。

由于没有深度知觉和 3D 视觉，现在不再使用达芬奇系统的 5mm 镜头。12mm 镜头

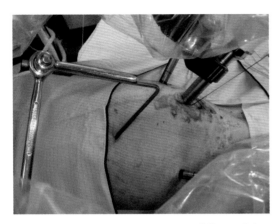

图 5-2　行儿童机器人肝脏手术时穿刺器套管和肝脏牵开器位置

的图像明显比 8.5mm 镜头的图像更清晰。有角度的镜头视觉范围比零角度镜头视觉范围更大。镜头的选择取决于外科医生的偏好、镜头的可用性、患者的体型和要做的手术类别。

对套管相关的血管损伤和内脏损伤的处理取决于损伤的部位和程度、外科医生的经验以及术中或术后是否发现损伤。套管相关的腹壁或胸壁出血，电凝常可止住，很少需要缝合、结扎。如果血从镜头套管流出，可能需要将镜头重新入腹，探查现有的套管口及其他位置，然后通过留有的套管口进行止血。

如果血从气腹针处涌出，提示很可能穿破了主要血管，在这种情况下应该考虑中转开腹。在准备开腹探查时，将气腹针留在原处。这样既可以作为损伤处的"引导"，又可作为受损血管的"塞子"。套管针引起的主要出血也是这样处理。

小的腹腔内出血可以使用机器人器械安全地处理。然而，对大的内脏出血的处理取决于外科医生的经验、出血部位的显露、患者的体型以及患者的循环状态是否稳定。如无把握，必须迅速考虑中转开腹。在卸载器械和准备开腹手术时，应保持气腹，保留所有套管在原位。如果发现明确出血部位，可使用一个或多个合适的腹腔镜器械，通过现有或附加的套管进行按压或钳夹。必须避免盲目电凝、缝合或夹闭。

如果怀疑有套管相关的肠损伤，则在彻底检查之后，使用机器人器械进行缝合修复或切除。

在传统的腹腔镜手术和胸腔镜手术中，除了建立通路可能引起的并发症外，还有气栓、皮下气肿、酸中毒、通气困难和心血管意外等其他并发症。

5.3.2　触感、组织处理和损伤

自 20 世纪 90 年代末以来，机器人手术中触觉反馈的缺失一直被视为与传统开放手术（全触觉）和腹腔镜、胸腔镜手术（减触觉）相比的主要缺点。触觉及反馈的缺失会引起用力过度、无意的组织损伤和缝合张力不良，可能影响机器人手术的效果。然而，最近的报告表明，经验丰富的机器人外科医生能够补偿触觉反馈的缺失，通过各种非触觉感觉线索来适应这种过程。Cundy 等人在一系列机器人辅助肾盂成形术中，以体内缝合损伤频率作为术中并发症的参数，发现手术医师很可能获得经验相关的感知技能，以补偿触觉反馈的缺失。近年来，机器人动力技术的应用得到了大力发展，触觉反馈系统可能将在未来 10 年得以问世。

与腹腔镜手术一样，应该注意安全的电凝技术。在单极电凝或切割过程中，操作器械的所有部分都应保持在直视下，应尽量减少意外损害的风险。之前报道过在机器人辅助外科手术中，异常放电、单极绝缘护套失效导致的主动脉损伤。这些都提醒人们在使用任何电凝时要格外谨慎。

牵拉 / 收缩操作和相关器械可引起手术中组织大体及微观（细胞）层面上的损伤。人体组织的机械损伤与手术应激之间有着明确的关系，它与全身炎症反应综合征（SIRS）、脓毒症、器官功能障碍以及患者最终恢复情况密切相关。器械的选择，尤其是抓钳，应尽量减少创伤。在儿童外科机器人手术中，Chang 等人更倾向于 PreCise ™双极钳（能够轻轻地抓取局部组织），而不是 Maryland 和 Debakey 钳。抓取局部组织的总时间也应尽量减少，否则可能导致更大程度的组织改变。在儿童机器人泌尿外科手术中，牵拉损伤和器械更换引起的损伤占并发症的 0.5%。

关于儿童外科机器人手术中肠管损伤和血管损伤的数据十分有限，在一个综合性的、多家机构开展的机器人儿童泌尿外科研究中，Dangle 等人发现术中血管损伤率为 0.3%，其他脏器损伤率为 0.1%。在由较小的单机构开展的机器人儿童普通外科和泌尿外科研究中，术中出血率为 0 ~ 9%。而我们在对 472 个婴儿和儿童进行的研究中发现，接受了胃肠道、肝胆和泌尿系统疾病的机器人手术的患者，没有术中大血管损伤或肠损伤现象。

正如之前讨论的一样，培训、患者选择、专用手术室、有经验的手术团队、精心设计的套管位置以及对器械、电凝和其他能量平台的使用的重要性再怎么强调都不过分。使用单极或双极电凝、闭合器、夹闭、结扎或缝合技术，可以很容易地处理少量出血。对大量出血的处理取决于具体情况和外科医生的经验。术中肠管损伤通常可以用机器人器械及非吸收性缝合线直接修复。然而，在损伤广泛或与缺血有关的情况下，应考虑伴或不伴造口的肠切除术。

尽管手术会有并发症，但大部分的手术都可以在机器人的辅助下完成。当没有把握或者当患者循环状态不稳定的情况下，机器人手术应该转换成开放手术。

5.3.3　机器人系统故障

许多技术缺陷与机器人操作系统故障有关。在对 10000 个机器人手术的不良事件报道中，Alemzadeh 等人发现其中 75.9% 是由硬件、软件或二者兼有的问题所导致。最常见的系统故障类型是器械脱落到患者体内（14.7%，导致 1 名患者死亡）。其次是电相关并发症（10.5%），仪器的无意移动（10.1%，导致 2 名患者死亡）和其他成像设备或软件错误（7.4%）。据报道，总的设备故障率为 0.4% ~ 10.9%。在过去 10 年的数百例机器人儿童外科手术中，笔者从未遇到过器械脱落到患者体内或仪器无意移动的病例。因为手术团队在不断学习，因此系统故障率也随着时间的推移而减少。

大多数的系统故障可以在手术过程中被

避免（76%），虽然不能完全避免。解决方案可分为 4 类：手术延迟、系统重启、设备更换和中转开腹。如果术前检测到系统故障，外科医生可以进行以下选择：将手术推迟，选择腹腔镜手术或开放手术。这种情况应在手术前与患者和家属进行讨论。Zorn 等人提出了一个建议，即在手术之前确保系统功能正常，避免无谓的麻醉。在软件故障（43.1%）和视频/成像故障（19.3%）的情况下，主要的解决方案是系统重启。

5.3.4　中转开腹

上文强调过，机器人儿童外科手术转换率占开放手术的总体比率为 2.5%，而在腹腔镜和胸腔镜手术的转换比率为 2.3%～7.4%。不同专科之间，机器人手术中转开腹的比例也有所不同，其中泌尿外科的转换率最低，为 1.5%，胃肠道和胸部手术的中转开腹率分别为 3.9% 和 10%。这种不同可能与不同专科经验有关。有学者报道了 267 例机器人泌尿外科和胃肠道手术（患者年龄范围为 6～16 岁），中转开腹率为 4.4%，其中 1/6 手术有并发症。

中转开腹的原因可分为三大类。

（1）手术失误和医源性损伤。导致手术意外损伤的潜在因素包括外科医生和手术团队正处在学习曲线中、患者选择或术式选择不佳、器械准备不充分和麻醉效果不佳（如肠充气扩张和肌松状态不佳）。

（2）操作本身困难，包括复杂的手术、粘连、解剖异常和肥胖症。

（3）机器人系统故障，包括软件和硬件

故障。患者体型和器械尺寸之间的差异有时也会造成问题，尤其是在对婴儿和新生儿的手术或膀胱内手术。

根据外科医生的偏好和经验以及每台手术的具体情况，机器人手术可转换为腹腔镜手术或开放手术。例如，在循环状态不稳定的情况下，只能转换为开放手术，而在计算机或机器人仪器故障的情况下，可以转换为腹腔镜手术。如果外科医生有足够的经验，在某些特定情况下可以使用原本存在的可能不是全部的机器人套管。同样，在术前决策的过程中，必须考虑术式转换的可能性，并获得患者的同意。

5.4　术后并发症

术后并发症可细分为所有机器人手术中存在的普通并发症和特殊并发症，并发症的等级从 I 级到 V 级（患者死亡）不等。在本节中，我们主要讨论传统腹腔镜手术和某些开放手术中出现且能被处理的普通并发症。

5.4.1　术后出血与肠管损伤

在所有传统开放手术或腹腔镜手术中，不明的术中损伤可导致该并发症。内脏出血和穿孔可能比低血压、心动过速或贫血、腹腔感染（腹膜和全身脓毒症）等症状出现得晚。这些可能使病情加重，甚至导致患者死亡。因此，术后监测和对疑似损伤进行早期处理非常重要。气腹压力可减缓轻中度出血或血液从空腔脏器穿孔处渗漏的速度，这一点在手术中很容易被忽略。因此，在所有机器人（和传统腹腔镜）手术结束时，用较低的气腹压力彻底检查手术视野非常有用，也令人放心。除了疏忽造成的术中创伤，如上所述，对缝合线或钳夹的错误使用、因解剖不清或热损伤引起的缺血症状也会导致后期并发症。

在上述儿童机器人手术中，笔者没有发现任何遗漏、迟发的术后出血或穿孔等情况。

大多数可疑的术后并发症充分评估后都可以治疗处理。值得注意的是，残余二氧化碳气腹和手术气肿可能会持续数天，并且在这一时期的 X 线检查也不易发现。重新进行机器人手术或传统腹腔镜手术探查是有效的选择，这取决于患者情况和临床医生的专业知识。开腹探查也是一种方法。

5.4.2　术后肠梗阻

在进行机器人腹部手术以后，几乎所有的儿童都表现出轻度至中度肠梗阻。肠道肿胀的程度有时很惊人，但很少有疼痛或痛苦症状。据 Dangle 等人报道，机器人泌尿系统手术的并发症发生率约为 1%，相当于所有被记录的 I 级并发症发生率的 20%。在胃肠道手术和受污染的手术中，肠梗阻发作会增多，且持续时间更长。

在儿童患者中，大部分肠梗阻在 12 ～ 36 小时内就开始治疗。一些儿童患者可能需要晚些才能摄入适量的营养液和食物。在常规手术之后，几乎不需要插入鼻胃管或进行血液检查来监测电解质。

然而，在所有儿童患者中，若出现以下症状，应考虑术后出血和穿孔的可能性。

- 肠梗阻和异常生命体征（心动过速、高热或低血压）
- 肠梗阻和明显的腹痛
- 肠梗阻恶化或变得更明显（超过 36 小时未采取措施）

5.4.3　伤口感染

正如所有儿科微创手术一样，术后伤口感染的现象实属罕见。据 Hermsen 等人报道，成人的套管口感染率为 5.9%，胃肠道手术的感染率明显更高，比前列腺和泌尿生殖手术的感染率高 6 倍。如果有疑似伤口污染，可预防性使用抗生素。

5.4.4　套管口切口疝

在腹腔镜和机器人手术后，套管口切口疝是一种罕见的并发症。在儿科腹腔镜和机器人泌尿外科手术中，套管口切口疝的发生率为 0.5% ～ 3.2%。文献表明，由于儿童和婴儿的肠管口径较小，而腹腔镜端口采用的是标准尺寸，因此儿童和婴儿的套管口切口疝发生率更高。该文献还强调了术后腹内残留的二氧化碳可能导致腹腔内容物疝出。二期手术可修复切口疝，但术式和时机取决于每个病例的自身情况。

为了减少术后套管口切口疝的风险，我们有如下建议。

- 如果可能的话，在婴儿身上使用小型套管（5mm）
- 对于婴儿患者，闭合所有 5mm 或 5mm 以上的套管切口；对于儿童患

者，闭合所有 8 ～ 12mm 的套管口

- 如果无法关闭切口，应首先移除操作器械和直视范围的套管口，其次是移除镜头的套管口

自从运用这些方法以后，笔者在几百个婴儿和儿童的研究报告中，就再也没有发现套管口切口疝的情况。

5.4.5　机器人手术的特殊并发症

迄今为止，儿童外科机器人手术的大部分经验来自泌尿外科手术。自 2001 至 2012 年，泌尿外科手术占所有报告病例的 60%。其中，超过 3/4 是机器人辅助肾盂成形术和输尿管再植入术。输尿管支架移位是儿童外科机器人泌尿外科最常见的术后并发症（占 1.6% ～ 5%），其次是肾盂成形术、输尿管再植入术和肾切除术以后出现的尿瘘、感染和囊肿等并发症（占 1.5%）。这些并发症不一定是机器人手术特有的，应该有处理预案。据报道，肾盂成形术后复发梗阻的发生率为 0 ～ 3%，与腹腔镜手术和开放手术相比，明显更低。许多医生支持机器人辅助二期肾盂成形术，因为与腹腔镜或开放手术相比，它更容易分离粘连、操作更精准、吻合度更好。

机器人在普通外科手术中扮演的角色并不是很明确，治疗胃反流的机器人辅助胃底折叠术是被报道的最常见的手术，2012 年该手术约占儿童机器人辅助外科手术的 1/3。在 57 个儿童外科胃底折叠术中，Cundy 等人报道了 3 例 Clavien Ⅲ 级并发症，包括 2 例折叠失败需要重做胃底折叠术的并发症。并且后期成功地用机器人完成二期折叠手术。在 45 名接受机器人胃底折叠术的患者中，食管穿孔的发生率为 2%，胃穿孔的发生率为 4%。

5.5　讨论

在儿童外科机器人手术中，术中与术后并发症的发生风险较低，但还可以通过以下方式将其降到更低。

- 对外科医生和手术团队的适当培训
- 正确的患者选择
- 精良的手术器械
- 正确的麻醉技术（充分的肌松和避免机械或药物引起的胃肠道胀气）
- 使用常规的开放式技术插入镜头套管
- 在视野范围内插入工作套管
- 在视野范围内插入、移动和移除所有器械和尖锐物体 / 针头
- 解剖、夹闭和缝合等操作适当
- 电凝和其他能量的安全使用
- 了解机器人手术中存在触觉反馈的缺陷
- 对术野进行最后检查
- 对套管口位置进行闭合［5 ～ 12mm 端口（婴儿）和 8 ～ 12mm 端口（年龄较大的儿童）］
- 密切的术后观察、管理和随访

结论

儿童外科机器人手术仍处于起步阶段。在我们的文献综述中，有一个反复出现的问

题，即大多数作者认同初始并发症发生率是初始学习曲线的产物，并且许多作者已经报道了改进的经验。与其他内、外科学科一样，也存在未报道不良事件的问题。尽管如此，大家似乎都认为远程遥控机器人手术安全可靠，并将在未来成为儿童泌尿外科、胃肠道和胸部手术的重点技术。

参考文献

1. Meininger DD, Byhahn C, Heller K, Gutt CN, Westphal K. Totally endoscopic Nissen fundoplication with a robotic system in a child. Surg Endosc. 2001;15(11):1360.
2. Cundy TP, Shetty K, Clark J, et al. The first decade of robotic surgery in children. J Pediatr Surg. 2013;48(4):858–865.
3. Adikibi BT, Mackinlay GA, Clark MC, et al. The risks of minimal access surgery in children: an aid to consent. J Pediatr Surg. 2012;47(3):601–605.
4. te Velde EA, Bax NM, Tytgat SH, et al. Minimally invasive pediatric surgery: increasing implementation in daily practice and resident's training. Surg Endosc. 2008;22(1):163–166.
5. Dangle PP, Akhavan A, Odeleye M, et al. Ninety-day perioperative complications of pediatric robotic urological surgery: a multi-institutional study. J Pediatr Urol. 2016;12(2):102.e1–6.
6. Hsu RL, Kaye AD, Urman RD. Anesthetic challenges in robotic-assisted urologic surgery. Rev Urol. 2013;15(4):178–184.
7. Alemzadeh H, Raman J, Leveson N, et al. Adverse events in robotic surgery: a retrospective study of 14 years of FDA data. PLoS One. 2016;11(4):e0151470.
8. Najmaldin A, Antao B. Early experience of tele-robotic surgery in children. Int J Med Robot. 2007;3(3):199–202.
9. Iranmanesh P, Morel P, Wagner OJ, et al. Set-up and docking of the da Vinci surgical system: prospective analysis of initial experience. Int J Med Robot. 2010;6(1):57–60.
10. Iranmanesh P, Morel P, Buchs NC, et al. Docking of the da Vinci Si Surgical System? with single-site technology. Int J Med Robot. 2013;9(1):12–16.
11. Bruns NE, Soldes OS, Ponsky TA. Robotic surgery may not "Make the Cut" in pediatrics. Front Pediatr. 2015;3:10.
12. Chang C, Steinberg Z, Shah A, et al. Patient positioning and port placement for Robotic-Assisted Surgery. J Endourol. 2014;28(6):631–638.
13. Chao SYC, Tan HL. General principles of laparoscopic access. In: Spitz L, Coran A, editors.
Operative paediatric surgery. 7th ed. New York: CRC Press; 2014. p. 333–336.
14. Passerotti CC, Nguyen HT, Retik AB, et al. Patterns and predictors of laparoscopic complications in pediatric urology: the role of ongoing surgical volume and access techniques. J Urol. 2008;180(2):681–685.
15. Ahmad G, O'Flynn H, Duffy JMN, et al. Laparoscopic entry techniques. Cochrane Database of Systematic Reviews 2012, Issue 2. Art. No.: CD006583.
16. Epstein J, Arora A, Ellis H. Surface anatomy of the inferior epigastric artery in relation to laparoscopic injury. Clin Anat. 2004;17(5):400–408.
17. Usal H, Sayad P, Hayek N, et al. Major vascular injuries during laparoscopic cholecystectomy. An institutional review of experience with 2589 procedures and literature review. Surg Endosc. 1998;12(7):960–962.
18. Mattei P, Tyler DC. Carbon dioxide embolism during laparoscopic cholecystectomy due to a patent paraumbilical vein. J Pediatr Surg. 2007;42(3):570–572.
19. Ott DE. Subcutaneous emphysema—beyond the pneumoperitoneum. JSLS. 2014;18(1):1–7.
20. Wagner CR, Howe RD. Force feedback benefit depends on experience in multiple degree of freedom robotic surgery task. IEEE Trans Robot. 2007;23(6):1235–1240.
21. Meccariello G, Faedi F, AlGhamdi S, et al. An experimental study about haptic feedback in robotic surgery: may visual feedback substitute tactile feedback? J Robot Surg. 2016;10(1):57–61.
22. Cundy TP, Gattas NE, Yang GZ, et al. Experience related factors compensate for haptic loss in robot-assisted laparoscopic surgery. J Endourol. 2014;28(5):532–538.
23. Okamura AM. Haptic feedback in robot-assisted minimally invasive surgery. Curr Opin Urol. 2009;19(1):102–107.
24. Cormier B, Nezhat F, Sternchos J, et al. Electrocautery-associated vascular injury during robotic-assisted surgery. Obstet Gynecol. 120(2 Pt 2): 491–493.
25. Miyake H, Kawabata G, Gotoh A, et al. Comparison of surgical stress between laparoscopy and open surgery in the field of urology by measurement of humoral mediators. Int J Urol. 2002;9(6):329–333.
26. Marucci DD, Shakeshaft AJ, Cartmill JA, et al. Grasper trauma during laparoscopic cholecystectomy. Aust N Z J Surg. 2000;70(8):578–581.
27. Bansal D, Defoor WR Jr, Reddy PP, et al. Complications of robotic surgery in pediatric urology: a single institution experience. Urology. 2013;82(4):917–920.
28. Camps JI. The use of robotics in pediatric surgery: my initial experience. Pediatr Surg Int. 2011;27(9):991–996.
29. Marhuenda C, Giné C, Asensio M, et al. Robotic surgery: first pediatric series in Spain. Cir Pediatr. 2011;24(2):90–92.
30. Andonian S, Okeke Z, Okeke DA, et al. Device

failures associated with patient injuries during robot-assisted laparoscopic surgeries: a comprehensive review of FDA MAUDE database. Can J Urol. 2008;15(1):3912–3916.

31. Nayyar R, Gupta NP. Critical appraisal of technical problems with robotic urological surgery. BJU Int. 2010;105(12):1710–1713.

32. Zorn KC, Gofrit ON, Orvieto MA, et al. Da Vinci robot error and failure rates: single institution experience on a single three-arm robot unit of more than 700 consecutive robot-assisted laparoscopic radical prostatectomies. J Endourol. 2007;21(11):1341–1344.

33. Bhama AR, Wafa AM, Ferraro J, et al. Comparison of risk factors for unplanned conversion from laparoscopic and robotic to open colorectal surgery using the Michigan Surgical Quality Collaborative (MSQC) Database. J Gastrointest Surg. 2016;20(6):1223–1230.

34. Jiménez Rodríguez RM, De la Portilla De Juan F, Díaz Pavón JM, et al. Analysis of conversion factors in robotic-assisted rectal cancer surgery. Int J Color Dis. 2014;29(6):701–708.

35. Draper K, Jefson R, Jongeward R Jr, et al. Duration of postlaparoscopic pneumoperitoneum. Surg Endosc. 1997;11(8):809–811.

36. Smith KS, Wilson TC, Luces L, et al. Pneumoperitoneum 48 days after laparoscopic hysterectomy. JSLS. 2013;17(4):661–664.

37. Hermsen ED, Hinze T, Sayles H, et al. Incidence of surgical site infection associated with robotic surgery. Infect Control Hosp Epidemiol. 2010;31(8):822–827.

38. Tapscott A, Kim SS, White S, et al. Port-site complications after pediatric urologic robotic surgery. J Robot Surg. 2009;3:187.

39. Cost NG, Lee J, Snodgrass WT, et al. Hernia after pediatric urological laparoscopy. J Urol. 2010;183(3):1163–1167.

40. Paya K, Wurm J, Fakhari M, et al. Trocar-site hernia as a typical postoperative complication of minimally invasive surgery among preschool children. Surg Endosc. 2008;22(12):2724–2727.

41. Mufarrij PW, Woods M, Shah OD, et al. Robotic dismembered pyeloplasty: a 6-year, multi-institutional experience. J Urol. 2008;180(4):1391–1396.

42. Gupta NP, Nayyar R, Hemal AK, et al. Outcome analysis of robotic pyeloplasty: a large single-centre experience. BJU Int. 2010;105(7):980–983.

43. Minnillo BJ, Cruz JA, Sayao RH, et al. Long-term experience and outcomes of robotic assisted laparoscopic pyeloplasty in children and young adults. J Urol. 2011;185(4):1455–1460.

44. Schwentner C, Pelzer A, Neururer R, et al. Robotic Anderson-Hynes pyeloplasty: 5-year experience of one centre. BJU Int. 2007;100(4):880–885.

45. Hemal AK, Mishra S, Mukharjee S, et al. Robot assisted laparoscopic pyeloplasty in patients of ureteropelvic junction obstruction with previously failed open surgical repair. Int J Urol. 2008;15(8):744–746.

46. Cundy TP, Rowland SP, Gattas NE, et al. The learning curve of robot-assisted laparoscopic fundoplication in children: a prospective evaluation and CUSUM analysis. Int J Med Robot. 2015;11(2):141–149.

47. Tolboom RC, Draaisma WA, Broeders IA. Evaluation of conventional laparoscopic versus robot-assisted laparoscopic redo hiatal hernia and antireflux surgery: a cohort study. J Robot Surg. 2016;10(1):33–39.

48. Cooper MA, Ibrahim A, Lyu H, Makary MA. Underreporting of robotic surgery complications. J Healthc Qual. 2015;37(2):133–138.

腹腔镜手术和机器人手术的儿童麻醉管理

视频辅助手术诞生于 20 世纪初，60 年代开始逐渐广泛应用，其目的主要是减少侵入性手术的损伤。在接下来的数十年中，随着设备的不断发展，视频辅助手术的临床适应证不断扩大，在儿科手术甚至婴幼儿手术中几乎每天都在应用。

从麻醉医生的角度来看，视频辅助手术方式对患者的生理功能改变巨大，特别是对呼吸和心血管系统，此外，特殊体位和气腹状态也会影响患者的一般状态。因此，熟知腹腔镜手术引起的各项生理病理变化十分重要。通过术中严密监测生命体征，为患儿提供最优的麻醉管理，从而预防并发症，提高手术安全性。

6.1 腹腔镜手术

6.1.1 优势

腹腔镜手术是目前较为安全也被广泛认可的术式，广泛用于儿童外科患者。与传统开放手术相比，腹腔镜手术具有很多优势。

● 手术切口和瘢痕更小，患者更容易接受

● 术后疼痛更少，镇痛药物需求减少

● 可视化技术可以改善一些操作空间局促部位的手术视野（如骨盆、膈肌下和胸腔脓肿）

● 术后呼吸相关并发症更少

● 切口相关并发症和粘连更少

● 术后肠道功能恢复更快

● 体液丢失更少

● 术后活动更早

● 康复更快

● 住院时间更短，父母和孩子可以尽快恢复工作和学习

6.1.2 劣势

腹腔镜手术可以减少住院时间，但手术时间可能会增加，这和外科医生的经验直接相关。婴幼儿手术操作空间狭小，腹腔镜手术非常困难：设备在腹腔的活动度有限，由操作视频摄像头的助手提供的二维视野不稳定，轻微抖动被放大；设备费用也非常高。

6.2 机器人手术

6.2.1 优势

机器人手术是微创手术发展道路上里程碑式的飞跃。目前商业生产的有两套机器人手术操作系统，达芬奇机器人和宙斯机器人，相比传统腹腔镜手术有明显的优势。

- 高质量成像
- 手术视野更好，三维视野类似开放手术，可以看到更为自然的胸腔、腹腔空间结构定位
- 为外科医生提供超过自然视野 10 倍以上的操作区域（达芬奇手术系统），可以更好地查看平时难以观察的区域
- 设备拥有更好的活动度，可以模仿人类的灵巧性，提高对精细运动的控制
- 改善外科医生工作位置
- 机器人系统具有通过观察者位置的红外传感器，除非外科医生就位并观察手术区域，否则操作台不能够随意移动操作臂（图 6-1）

所有以上优势都有助于加强手术的精度。

6.2.2 劣势

与腹腔镜手术相比，机器人手术最大的劣势是手术时间更长，主要原因是：第一，机器人机械臂的位置摆放需要花费时间（图

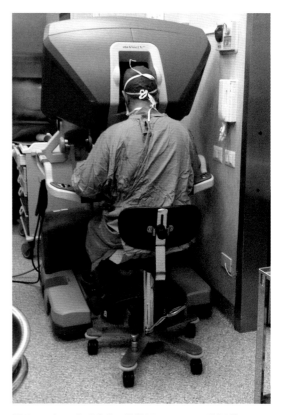

图 6-1　机器人手术主刀的位置。Genova 教授供图

6-2）；第二，外科医生学习使用机器人手术学习曲线的早期阶段，手术时间肯定会相对延长。这严重限制了机器人手术的应用，尽管设置了力量反馈感受器，它还是不能给外科医生较真切的触觉反馈（比如感知组织密度或组织弹性变化）。机器人系统本身结构庞大，对空间的需求较大，需要有空间和位置摆放，同时机械手臂也需要一定的活动空间防止相互干扰，避免与手术助手及患者发生碰撞。机器人手术花费巨大，设备大小选择范围有限，这些也在一定程度上限制了其在儿童外科手术中的应用。

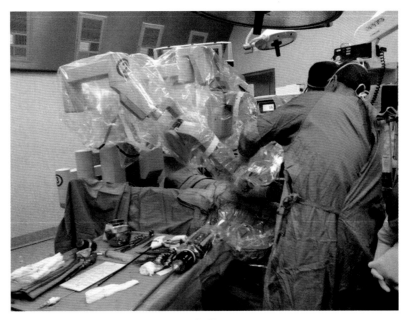

图 6-2 术中机器臂的连接。Genova 教授供图

6.3 适应证

大部分视频辅助手术过程与传统开放手术过程类似，只是入路方式不同。

目前很多手术可以通过腹腔镜辅助来完成。

- 消化系统
  - 尼森胃底折叠术
  - 胃造口术
  - 胆囊切除术
  - 阑尾切除术
  - 先天性巨结肠
  - 肠穿孔
- 泌尿生殖系统
  - 精索静脉曲张
  - 肾切除术
  - 睾丸（隐睾）切除术
  - 尿路结石

- 腹部
  - 脾切除术
  - 肾上腺切除术
  - 腹腔镜探查
- 胸部
  - 肺叶切除术
  - 纵隔肿瘤活检术
  - 食管手术

由于儿童腹腔空间十分狭小，机器人手术在儿童泌尿外科手术中有独到的优势。

6.4 禁忌证

儿童接受腹腔镜或机器人手术的前提是生理状态可以承受气腹及体位等因素造成的心肺生理功能的改变。以下列出的是儿童腹腔镜手术的禁忌证。

- 未手术治愈的严重先天性心脏病

- 心脏功能受损（射血分数 <60%）
- 肺动脉高压
- 急性和慢性支气管疾病
- 凝血功能障碍

此外，还有一些是与手术相关的禁忌证，比如感染、解剖异常、全身性问题等，不适合进行腔镜手术，更适合直接进行开放手术。

6.5　病理生理学

6.5.1　气腹

腹腔镜检查需要在腹腔内注入气体使腹腔膨胀，形成一个可操作的工作区域，这一过程会增加腹腔内压力（IAP）。腹腔内压力的大小取决于腹腔的顺应性和充气量。

在气腹技术发展过程中，人们尝试了很多种气体，目前首选二氧化碳。二氧化碳极易溶解在血液中（大大降低了空气栓塞的风险），易被肺循环清除，无色，无毒，不可燃（电刀使用不受限制），并且相对便宜。然而，二氧化碳会刺激腹膜引发术后疼痛，并且易于扩散。因此，在腹腔镜手术期间，除了要考虑气腹压和特殊体位带来的腹内压增加，也要考虑二氧化碳吸收对麻醉药药理作用的影响。

6.5.2　二氧化碳的药理作用

二氧化碳很容易通过腹膜扩散，并通过门静脉和全身静脉循环到达肺部。据估计，在腔镜手术期间，清除二氧化碳的负荷量从 7% 快速增加到 30%，二氧化碳的急剧升高和机体快速代谢能力不足易导致酸中毒。

肾脏的代偿非常有效但需要几小时的反应时间，细胞液缓冲作用反应快但代偿效果有限。过量的二氧化碳主要蓄积在肺泡血、肌肉和骨骼当中。

高碳酸血症主要影响中枢神经系统和心血管系统，引起血管舒张、脑血流量增加、颅内压升高，同时反射性引起儿茶酚胺释放、心排血量增加。二氧化碳急剧升高，会导致心脏被抑制。

6.5.3　对心血管系统的影响

气腹对血流动力学的影响主要由以下几个因素造成：高碳酸血症、腹内压增加、循环容量和患者体位。在建立气腹早期，腹内压小于 7mmHg（右心房压力），由于内脏受到挤压，静脉回流增加，心排血量增加。当腹内压超过 15mmHg 时，由于下腔静脉受到压迫，静脉回流减少，前负荷降低，导致心排血量下降。

以上两个阶段会引起高碳酸血症介导的儿茶酚胺和血管升压素释放，全身血管阻力增加，但平均动脉压基本保持在正常范围。此外，我们必须知道头低脚高位可以促进静脉回流，头高脚低位会降低心排血量；存在低血容量的患者，气腹和体位的影响更加明显，增加血容量可以预防心排血量的下降。

最近一些研究观察到，腹内压小于 12mmHg 时，头高脚低位对患者血流动力学的影响并不显著。

新生儿和 4 个月以下的儿童，腹内压大于 15mmHg 可能会严重影响心输出量，因为左心室收缩力和顺应性下降。在这个年龄组中建议使用不超过 8mmHg 的气腹压。

同时通过比较 Mattioli & Co 和 Meininger & Co 的研究，我们发现在保证心率不变的情况下，静脉麻醉比吸入麻醉的血流动力学更稳定。

6.5.4　对呼吸系统的影响

在腹腔镜手术过程中，气腹压增加，膈肌上抬，头低脚高位时腹腔脏器向头侧挤压的情况更严重。这可能导致肺容量、静态顺应性下降，功能残气量（FRC）显著降低至闭合容积以下，引起气道提前闭合、肺不张，使得气道峰压、平台压、胸腔内压力和无效腔通气量都有不同程度的增加。

无效腔的增加是由于心排血量减少导致正常灌流区域（Ⅱ 和 Ⅲ West 区域）血流减少，同时由于肺顺应性下降，气体重新分布到没有血运的区域（甚至更广的区域）。

所有这些变化的直接结果是通气 / 血流比例失调，导致缺氧和（或）肺内分流。

以上这些影响在儿童中更为明显，对婴儿和新生儿影响最大，因其氧耗更高但呼吸储备更低。头低脚高位对呼吸影响更大，头高位则可缓解。

腹腔镜手术对呼吸最基本的影响源于二氧化碳吸收，影响程度取决于二氧化碳的吸收面积、血液灌注，尤其是气腹压力和气腹持续时间。一般而言，对于通气功能正常的患者，单纯依赖术中机械通气不足以排除蓄积在肌肉和骨骼中多余的二氧化碳，只能依靠手术后慢慢吸收排出。

对于 4 岁以下的儿童要特别注意，由于吸收膜和毛细血管之间的距离较小，且吸收面积与体重的比值更高，二氧化碳的吸收较成人发生得更加迅速。

6.5.5　对肾功能的影响

腹内压超过 15mmHg 时，单位时间内肾血流量和肾小球滤过率下降，同时伴有近端肾小管损伤诊断性标志物 N- 乙酰 - 氨基葡萄糖苷酶（NAG）增加。

这些影响是由多种因素造成的，包括心排血量减少、肾脏和肾血管受压、体温、二氧化碳气腹、抗利尿激素增加和血浆肾素激活等。但这些改变是一过性的，手术结束几小时后可以恢复正常。

6.5.6　对其他脏器的影响

气腹建立会减少门静脉血流、肝静脉血流、肝总血流量和肝脏微循环流量，但对肝动脉血流的影响较小。此外，还会降低胃pH，减少肠系膜血流及胃肠微循环血流。

6.6　麻醉

6.6.1　麻醉前准备

机器人手术术前评估与一般儿科手术和腹腔镜手术的术前评估相同。术前继续维持相关药物治疗。

6.6.2　术中体位

腹腔镜和机器人手术中患者的体位至关重要：正确的体位便于外科医生操作，易于术野暴露，并使放置穿刺器和手术器械时损伤脏器的风险降至最低。腹膜后手术和胸科手术往往需要侧卧位，上腹部手术可能需要头高脚低位，盆腔内手术往往需要角度很陡的头低脚高截石位。

当患者摆好体位以后，我们必须要考虑术中手术床的调整：通常患者取仰卧位建立气腹，之后术者根据手术需要调整手术床，我们需要格外注意头高脚低位和头低脚高位时呼吸和循环的变化。很多腹腔镜手术，外科医生往往需要很极端的体位，利用重力作用移开阻挡手术视野的脏器。这增加了患者从手术台滑落的风险，术前必须要将患者妥善固定。

6.6.3　术中监测

术中如何监测依赖于患儿术前的一般情况和手术类型的需求。

较小的手术或 ASA Ⅰ～Ⅱ级的患儿需要常规监测，包括心电图、无创血压、脉搏氧饱和度、呼气末二氧化碳、气道峰压、鼻咽温度、吸入氧浓度和尿量。一般情况下，成人行腹腔镜手术应该常规监测呼气末二氧化碳，这样可以根据二氧化碳吸收水平及时调整分钟通气量等呼吸参数。

有通气血流比例失调的患儿（功能残气量下降和肺泡无效腔增加）气腹压过高导致无效腔增加或者心输出量严重不足的情况下，呼气末二氧化碳分压可能低于实际的二氧化碳分压，所以对于时间较长或者较大的手术，以及预计术中血流动力学可能有较大波动的手术，建议行有创动脉压监测，在实时监测血压的同时可以监测动脉血气的变化。

6.6.4　麻醉方式

对于儿童腹腔镜手术，气管内插管全麻是较为合适的选择。

吸入或静脉诱导前，首先要建立合适的静脉通路，优先选择上肢静脉，因为增加的气腹压会延缓通过下肢静脉循环给药的药物作用。

麻醉的诱导和维持采用吸入麻醉和静脉麻醉均可，但我们通常会推荐静脉全麻，因为静脉全麻的循环稳定性更好。

术中必须给予足够的镇痛以阻断来自手术区域的伤害性刺激。瑞芬太尼是较为合适的选择，由于其独特的药代动力学特性，代谢不依赖肝脏和肾脏功能，半衰期短，所以即使在长时间应用后也不会在体内蓄积。

在腹腔镜手术中不推荐使用笑气，因为笑气可能会增加肠胀气的风险，进而增加置入穿刺器和插入手术器械时肠损伤穿孔的风险。同时，由于笑气更容易扩散，在应用电刀时可能会引起燃烧。当然，这种风险的发生只是在理论上。

在建立气腹过程中，须进行适当的呼吸参数调整，有助于二氧化碳的排出。由于气腹时吸气压力峰值增加，为了防止漏气以达到正确的潮气量，须选择带套囊的气管导管。摆好体位和建立气腹后，由于气腹会引起膈肌明显上抬（特别是对于婴儿），必须再次确认气管导管的位置和深度。

如果手术时间非常短，且患儿没有呼吸和心血管系统疾病，也可以考虑使用喉罩。

在急症手术和上腹部手术时，推荐放置胃管防止因腹腔压力增高导致的胃内容物反流，同时减少胃部胀气以提供更好的手术视野。

对于长时间的手术，可以考虑使用肌肉松弛剂以在潮气量保持不变时降低吸气峰压。

术中应调整呼吸参数，以调整呼吸频率为主，维持正常的二氧化碳分压。据估计，为了达到这一目的，通气量应该比正常生理值增加30%，推荐使用保护性肺通气策略，调整潮气量以保持吸气峰压小于20cmH$_2$O，并使用 3～5cmH$_2$O 的呼气末正压（PEEP）。

5cmH$_2$O 的 PEEP 既不明显影响血流动力学又能改善氧合的上限。5cmH$_2$O 的 PEEP 下，我们能观察到由于功能残气量和潮气量的增加使动脉氧浓度增加，同时由于塌陷肺泡复张且保持稳定使得肺顺应性和通气血流比值得到改善。

在腹腔镜手术过程中，5cmH$_2$O 的 PEEP 配合压力控制模式的平均气道压力和肺动态顺应性明显要高于同等 PEEP 下采用容量控制模式。但由于其他通气参数和血氧饱和度没有明显差异，所以压力控制模式和容量控制模式都可以安全地用于儿童腹腔镜手术。

另外一项需要格外关注的是体温。由于大量低温气体进入腹腔内，核心温度降低，所以我们有必要监测体温变化，输注加温液体，用保温毯遮盖体表暴露区域，将吸入气体进行加温加湿处理。

6.6.5　术后处理

手术切口局麻药浸润对于控制术后疼痛非常有效，同时合用对乙酰氨基酚、非甾体抗炎药和阿片类药物用于术后镇痛。

一个非常实用的技巧就是关腹前术者应尽可能地排出腹腔中多余的二氧化碳以减少碳酸对腹膜的刺激，二氧化碳残留和疼痛一起影响膈肌的运动，从而影响呼吸（特别是儿童的呼吸运动主要依赖膈肌），并且容易引起恶心和呕吐。

对于年轻患者，通常在肌松药被逆转后可以顺利拔出气管导管，但如果通气功能受损，则可能需要更长的术后观察时间。在苏醒恢复期，手术过程中蓄积在骨骼和肌肉中的二氧化碳已经慢慢清除，但在呼吸功能不全的情况下，可能需要更长的时间才能恢复正常的二氧化碳分压值。

6.6.6　并发症

麻醉医生必须要关注腹腔镜手术可能产生的早期并发症。

最常见的并发症与二氧化碳扩散相关，包括皮下气肿、纵隔气肿和气胸。皮下气肿越多，PaCO$_2$ 越高，pH 越低。

其他的并发症包括建立气腹时穿刺器引起的血管和内脏损伤。常见的血管损伤易发生于大动脉分叉或髂血管，引起严重的出血性休克。

空气栓塞是罕见但致命的并发症：气泡通过小的开放血管进入血流并通过下腔静脉到达右心。这会导致急性右心衰竭，表现为呼气末二氧化碳突然显著下降。

6.7 手术特点

6.7.1 腹腔镜手术

学龄前儿童和新生儿的腹壁与腹腔脏器之间的距离很窄，外科医生在置入穿刺器的时候需要非常小心，避免损伤内脏。

有限的腹腔空间要求我们缓慢地建立气腹，建议腹内压不超过 12mmHg。

由于儿童腹壁较薄，腹壁与穿刺器不一定紧密贴合，可能存在缓慢漏气的情况，同时引起腹内压逐渐下降，皮下气肿风险增加。

在手术快结束拔出穿刺器之前，要把腹内压降到 5mmHg，以排除可能存在的活动性出血。

6.7.2 机器人手术

达芬奇系统主要包括 3 个部分：①外科医生控制台。外科医生坐在控制台中，一般位于无菌区之外，可以通过三维内窥镜实时控制机器人，实现各种功能臂的切换。②计算机成像系统。包括了视频设备，便于手术团队在手术室观看和记录手术部位的图像。③机器人机械臂。由 3 ~ 4 个机械臂组成机器人本身，中央臂负责立体摄像机，左右臂可以实现不同的操作（图 6-3）。

大多数情况下，由两名外科医生进行手术。除了控制台的医生以外，其他助手协助将穿刺器连接到机器人手臂上，更换手术器械并操纵内窥镜仪器。

宙斯机器人系统操作方法类似，但它使用声控镜头，机器人手臂连接到手术台，并且只允许 5 个维度的操作，而达芬奇机器人可以进行 7 个维度的活动。

对行机器人手术的患者安全管理需要提前制订计划，虽然机器人技术为儿科医生手术带来了明显优势，但也对麻醉科医生提出了许多挑战。

首先，应该严格控制患者的适应证，这需要充分准备，团队合作，术前麻醉医生与外科医生应进行充分沟通。

使用达芬奇系统时，一旦开始上机器人，患者在手术台上的位置就不能再改变

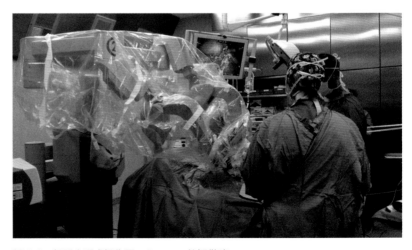

图 6-3 机器人手术操作图。Genova 教授供稿

了。麻醉医生需要注意，机器人可能会影响观察入路。当发生气道和心脏骤停时，需要将机器人手术器械分离后，再撤机进行抢救。

当紧急情况发生时，手术团队必须充分准备，有效组织，因为撤除机器人的过程是需要时间的。同时麻醉医生必须严密观察患者体位（必须确保患者可以承受机器人的压力位点，并在上机器人之前给予适当的保护，避免机器臂损伤组织和压迫神经），同时必要的监护连接线和液体通路都要保证有足够的长度，在患者体位、监护和各种液体通路都合适的情况下再固定机器人进行手术。

最后我们必须要考虑到，在外科医生熟悉机器人操作之前，长时间的二氧化碳气腹会增加对心肺的负面影响：肺容量减少，通气障碍，二氧化碳吸收增加（伴有酸中毒和空气栓塞的风险），静脉回流减少伴随下肢水肿，并使心指数下降 50%。

参考文献

1. Lee JR. Anesthetic consideration for robotic surgery. Korean J Anaesthesiol. 2014;66:3–11.
2. Lorincz A, Langenburg S, Klein MD. Robotics and pediatric surgeon. Curr Opin Pediatr. 2003;15:262–266.
3. Giri S, Sarkar DK. Current status of robotic surgery. Indian J Surg. 2012;74:242–247.
4. Heller K, Gutt C, Schaeff B, et al. Use of the robot system da Vinci for laparoscopic repair of gastro-oesophageal reflux in children. Eur J Pediatr Surg. 2002;12:239–242.
5. Meiniger D, Byhahn C, Markus BH, et al. Roboterassistierte, endoskopiscke Fundolpikatio nach Nissen bei Kindern. Der Anaesthetist. 2001;50:271–275.
6. Michael J. Sullivan, Elizabeth A. M. Frost & Michael W Lew. Anesthetic care of the patient for robotic surgery. Middle East J Anaesthesiol. 2008;19(5):967–

982.
7. Gutt CN, Markus B, Kim ZG, et al. Early experiences of robotic surgery in children. Surg Endosc. 2002;16:1083–1086.
8. Van Haasteren G, Levine S, Hayes W. Pediatric robot surgery: early assessment. Pediatrics. 2009;124:1642.
9. Sfez M. Laparoscopic surgery in pediatrics: the point of view of the anesthetist. Cah Anesthesiol. 1993;41:237–244.
10. Mattioli G, Montobbio G, Pini Prato A, et al. Anesthesiologic aspects of laparoscopic fundoplication for gastroesophageal reflux in children with cronic respiratory and gastroenterological symptoms. Surg Endosc. 2003;17:559–566.
11. Meininger D, Byhahn C, Mierdl S, et al. Hemodynamic and respiratory effects of robot-assisted laparoscopic fundoplication in children. World J Surg. 2005;29: 615–620.
12. Safran DB, Orlando R. Physiologic effects of pneumoperitoneum. Am J Surg. 1994;167:281–286.
13. Nishio I, Noguchi J, Konishi M, et al. The effects of anesthetic technoques and insufflating gases on ventilation during laparoscopi. Masui. 1993; 42(6):862.
14. Wedgewood J, Doyle E. Anaesthesia and laparoscopic surgery in children. Paediatr Anaesth. 2001;11:391–399.
15. Mironov PI, Estekhin AM, Mirasov AA. Anaesthetic maintenance with laryngeal mask for a laparoscopic surgery in pediatric patients. Anesteziol Reanimatol. 2013;1:10–14.
16. Meininger D, Byhahn C, Mierdl S, et al. Positive end-expiratory pressure improves arterial oxygenation during prolonged pneumoperitoneum. Acta Anaesthesiol Scand. 2006;49:778–783.
17. Hazebroek EJ, Haitsma JJ, Lachmann B, et al. Mechanical ventilation with positive end-expiratory pressure preserves arterial oxygenation during prolonged pneumoperitoneum. Surg Endosc. 2002;16:865–869.
18. Kim JY, Shin CS, Lee KC, et al. Effect of pressure-versus volume-controlled ventilation on the Ventilatory and hemodynamic parameters during laparoscopic appendectomy in children: a prospective, randomized study. J Laparoendosc Adv Surg Tech A. 2011;21(7):655–821.
19. Kaynan AM, Winfield HN. Thermostasis during laparoscopic urologic surgery. J Endourol. 2002;16:465–470.
20. Mariano ER, Furukawa L, Woo RK. Anesthetic concerns for robot-assisted laparoscopy in an infant – case report. Anesth Analg. 2004;99:1665–1667.
21. Parr KG, Talamini MA. Anesthetic implications of the addition of an operative robot for endoscopic surgery: a case report. J Clin Anesth. 2002;14:228–233.
22. Joris JL, Noirot DP, Legrand MJ, et al. Haemodynamic changes during laparoscopic cholecystectomy. Anesth Analg. 1993;76:1067–1071.

儿童机器人肾盂成形术

7.1 引言

治疗肾盂输尿管连接部梗阻的金标准是离断式肾盂成形术，据报道该手术治疗方法有超过 90% 的成功率。近年来不断有对开放术式改进的报道。1993 年开展第一例腹腔镜肾盂成形术后，该技术迅速在 1995 年运用到儿童患者中。微创技术可提供与开放手术相似的手术成功率并减轻术后疼痛，减少住院时间。然而，由于在腔内缝合需要陡峭的学习曲线，腹腔镜肾盂成形术的应用推广是缓慢的。这种情况在 2000 年应用达芬奇外科手术系统（Intuitive Surgical，Sunnyvale，CA）后很快出现了改变。机器人辅助技术能在微侵袭的情况下为这种重建性的手术提供三维视角，从而显著提高手术精度和技术发挥的灵活程度。现在机器人肾盂成形术在成人中的使用优于开放手术，随着越来越多的儿童医院开始应用达芬奇系统，我们希望看到机器人手术在儿科疾病的治疗方面也有相同的进步。

7.2 术前准备

随着产前超声检查的广泛使用，肾盂输尿管连接部梗阻的诊断往往是偶然的。连续的超声检查可用于监测肾积水程度的变化，排泄性膀胱尿道造影（VCUG）及肾核素扫描（DMSA 或 MAG3）是有助于诊断的检查手段。术中逆行肾盂造影为接受肾盂成形术的患者提供了清晰的解剖图像，被推荐用于定义外科解剖。这对于下腔静脉后输尿管或低位肾盂输尿管连接部梗阻病例特别重要，因为这种情况下往往表现为输尿管中段狭窄。

预防性使用抗生素是有争议的。有些患者无症状，有些存在感染。手术适应证包括尿路感染（UTI）、相关的腰痛、分肾功能降低（小于 40%）或分肾功能存在超过 10% 的变化。无法缓解的肾积水是相对适应证，需结合个体的情况具体分析。

所有的机器人肾盂成形术患者在手术前一天需接受一定的肠道准备，嘱患者服用清流食。此外，给予 5 岁以下的患儿缓泻剂双醋苯啶，给予年长患儿口服双醋苯啶或番泻叶以减少肠管扩张。

7.3 体位

可通过逆行或顺行的方式完成输尿管支架置入。如果选择逆行置入，在对患者进行膀胱镜检查后行逆行肾盂造影。输尿管支架的近端卷曲最好置于肾盂输尿管连接部，防止肾盂减压，但在实际操作中这是很困难的。或者，在膀胱镜检查时可放置导丝，便于正确辨认肾盂后再逆行置入支架管。一旦输尿管支架管放置成功，所附的线需固定到患者的大腿内侧，然后放置一个 Foley 尿管进行膀胱引流，患者摆放体位以准备机器人手术。患者的手臂保持伸直便于机器人手臂获得最大活动间隙以不受限制地获得腹壁入路。类似 Flank 技术，患侧用

凝胶卷或毛巾升高 30°～45°。对侧腋下可应用一个硅胶垫，以缓解过度的牵拉力，保持患者双臂伸直位。一条折叠好的毛巾从下背部穿过，并越过双侧手臂，用胶带固定。

接着将手术床旋转以使腹部保持水平，便于置入穿刺器。左侧或右侧肾盂成形术，穿刺孔布局不同，但基本上是镜像关系（图 7-1）。镜头孔使用开放建立气腹技术，放置在脐部。两工作孔（5mm 或 8mm 大小）一个在大约脐与剑突连线中点处，另一个在脐部和患侧髂前上棘连线中外 1/3 交界处。第二个工作孔可以稍向下方和内侧调整以适应较小儿童的需要（图 7-2）。操作孔布局的关键是识别肾盂输尿管连接部的大致位置，该位置可因肾盂大小变化而有所不同。绘制一条经过脐和目标位置的假想线。如果在两个工作端口之间绘制第二条假想线，两

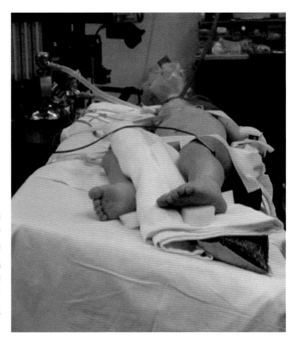
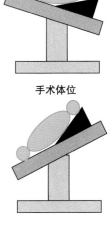

图 7-1　患侧下方使用楔形垫将患者定位在手术台上，并将手臂保持在身体侧部，使手术台旋转到有效暴露所需的角度。蓝色毛巾和胶带是用来保证胸部手臂和大腿的安全。示意图展示了腹部水平进行穿刺器置入的体位和手术时患侧抬高的体位

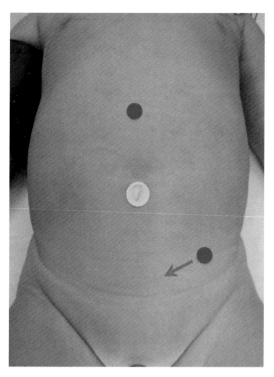

图 7-2　左侧肾盂成形术 Trocar 放置，其中摄像机放置在脐（黄圆）上，上位工作 Trocar（蓝圆）位于脐部与剑突之间中线上，下位工作 Trocar 位于同侧下象限（蓝圆）。对于较小的患者或较大的肾盂，下位工作 Trocar 应向内侧和下方移动

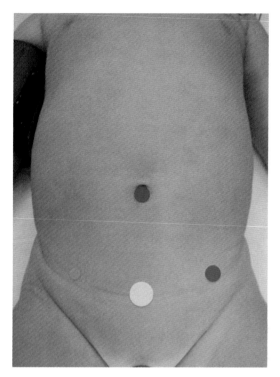

图 7-3　Trocar 放置的隐藏技术，以保证除了脐部 Trocar 以外所有的 Trocar 都位于内衣线以下。颜色编码对应于图 7-2 中的颜色编码。较小的辅助 Trocar 可以放置在下级 Trocar 的相对端

条线应该以直角交叉，两个工作孔应该与假想线等距离，从而使机器人的效率和运动幅度达到最大。右侧肾盂成形术，有些医生需要一个额外的 3.5mm 或 5mm 的操作孔以牵引肝脏，但笔者却很少需要增加这个操作孔。

HIdES（隐藏切口内镜手术）技术也被用于机器人肾盂成形术，该技术的应用使所有戳孔被隐藏在 Pfannenstiel 切口水平以下，只穿泳装即可完全遮蔽。应用这项技术时，一个凝胶凸块放置在手术侧，手术侧手臂被盖住，而对侧手臂伸展。先做一个脐下切口，置入 5mm 的腹腔镜。在直视下，镜头孔、辅助孔和工作孔都在 Pfannenstiel 切口的水平建立。此后，初始脐下端口更换机器人工作孔套管针（图 7-3）。一旦所有的 Trocar 都建立好，就观察整个腹部有无损伤和出血。旋转手术台直到肾盂能得到最优的暴露。对手术台的调整可使小肠向内侧移位，获得最佳视野。然后停靠、连接达芬奇机器人。最初，电凝钩或热剪刀放在主操作孔，Maryland 或 DeBakey 镊放在非惯用手侧。

7.4　经腹入路

儿科病例大多数采用经腹入路，这种情况下可采用经肠系膜途径或结肠后途径两种办法显露输尿管。如果可行，首选经肠系膜

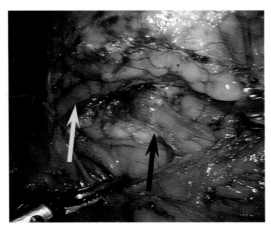

图 7-4 经肠系膜入路至左侧肾盂输尿管连接处。黑色箭头所指为肾盂输尿管连接部。黄色箭头所指为肾的主要血管之一

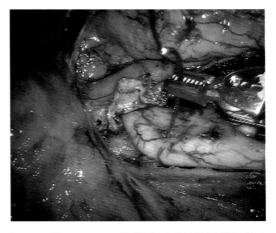

图 7-5 使用 3-0 PDS 缝线通过腹壁放置穿过肾盂的牵引针。牵引针应放置在肾盂的最内侧,以保持方向

途径,因为它产生最小的解剖破坏,减少肠道损伤,并能更快速达到目标脏器输尿管。理想患者群是左侧肾盂输尿管连接部梗阻的婴儿和体瘦的儿童。如果计划采用经肠系膜途径,记住不要侧卧角度太大,因为这可能让左半结肠悬垂在手术部位上方。辨认肾盂输尿管连接部,在肠系膜开窗,通过它完成肾盂和输尿管上段的游离(图 7-4)。

结肠后途径适用于年长和体重较大的儿童以及接受右肾盂成形术的患者。采用这种方法时,自结肠脾曲或肝曲向髂血管方向沿 toldt 白线向内侧游离降结肠或升结肠,辨别肾盂输尿管连接部。此后,将近端输尿管、肾盂输尿管连接部、肾盂都游离出来,以进行离断式肾盂成形术。

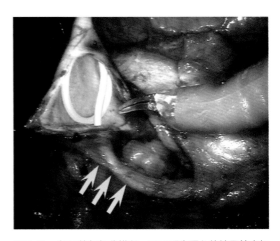

图 7-6 肾盂前部部分横断,显示预先置入的输尿管支架的卷曲部分。黄色箭头表示输尿管的近端部分

7.5 手术步骤

在游离肾盂输尿管连接部后,肾盂悬吊缝合一针。这一关键步骤可以使肾盂保持适当的张力,更好显露,便于解剖,并在吻合过程中保持稳定。悬吊缝线有两种方式可供选择。一种是用 3-0 或 4-0 PDS 缝线,直接穿过腹壁放置在体外,另一种是将 3-0 或 4-0 薇乔缝线穿过一个套管后,保持适当的张力缝在腹壁(图 7-5)。前者允许张力变化,但不能用于体格较大的腹壁较厚的患者。在缝合悬吊线时,应缝合在肾盂较高部位以避免影响到肾盂切开步骤。施加张力时,必须注意不要撕裂肾盂。

肾盂悬吊固定后,将其在肾盂输尿管连接部近端横断,肾盂的一部分留在近端输尿

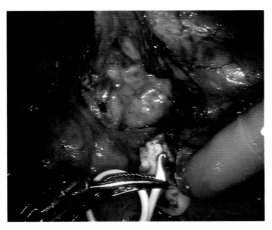

图 7-7　通过对准输尿管与剪刀的位置来方便对输尿管侧壁的裁剪。双 J 管可以用来将输尿管移到位置

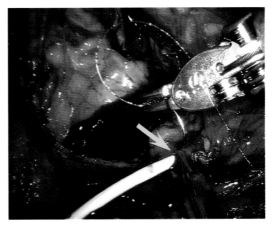

图 7-8　将剪刀移到左手并将输尿管与器械对准来实现对输尿管的裁剪

管上（图 7-6）。这部分作为一个手柄，以避免对输尿管组织本身的损害。使用此组织瓣，沿输尿管外侧壁切开长 1.5~2cm 切口至健康组织，以打开输尿管管腔（图 7-7，图 7-8）。有异位血管在输尿管前方穿过时，必须将输尿管移到前方，防止吻合完成后再发生梗阻。再吻合部分完成后对肾盂进行裁剪。应小心不要过度裁剪肾盂。

　　吻合可以通过间断缝合或（和）连续缝合技术来完成，我们多采用连续缝合，因为这样可使缝线张力比较均匀，减少吻合的操作时间，并最大限度地减少仪器的变动。用于吻合的缝线类别多样，每一种都有自己的优点和缺点。单丝缝合线，如 monocryl 或 PDS，很容易滑过组织。相反，薇乔缝线更容易掌控，但往往会对精细的肾盂输尿管连接部组织造成锯齿样的损害。通过添加油或蜡可以帮助软化薇乔缝线。我们喜欢 monocryl 单丝缝线，因其比 PDS 缝线降解更迅速。缝线一般剪成 12~14cm 的长度，这是在缝线足够的长度和过多冗余之间找到

的最佳平衡点。初始缝合位于输尿管裁剪开的最低点，并经过新的肾盂输尿管连接部后方（图 7-9，图 7-10）。注意吻合后不要产生任何张力，必要的话进一步游离输尿管，在吻合线上只用缝针触碰。

　　吻合完成一半时，将输尿管支架管置入适当的位置。如果在之前的膀胱镜操作时已逆行置入支架管，可经过预置导丝推进，让近端卷曲部分进入肾盂，并维持在该位置。

　　否则，需要通过 14 号血管导管顺行置入支架。引导针穿过前腹壁。在去除针后，一个预装支架的导丝进入腹部，经近端输尿管向膀胱方向置入。由于是盲插，如果觉察到阻力，可能需要改用一个成角度的导丝，以避免输尿管穿孔。一旦支架管大部分通过，只剩下近端线圈，取出导丝，将线圈留置在肾盂内。在吻合完成后，可在手术床边进行软性膀胱镜检查，以确认输尿管支架已置入膀胱内。进行缝合时，自输尿管切开的最低点开始，自下向上缝合，可以避

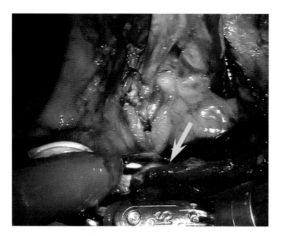

图 7-9　用 5-0 单乔缝线在预设吻合的顶点进行第一针吻合

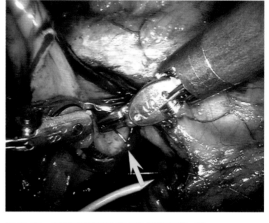

图 7-10　经肾盂的下极从内向外缝合第一针

免肾盂和输尿管组织发生不匹配的情况（图 7-11）。吻合完成后，注意检查有无任何出血或扭曲。检查无意外损伤或出血后，机器人脱离，撤掉穿刺器，缝合各切口。

7.6　腹膜后途径

腹膜后手术模拟了开放性技术，能避免进入腹膜腔，但在儿童患者中具有挑战性，因为儿童腹膜后工作空间非常狭小。腹腔镜应用这种方法最初是由 Yeung 等人在 2001

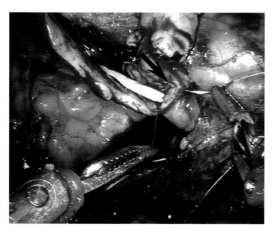

图 7-11　由下向上连续缝合吻合口的另一侧。黑色箭头所示为在输尿管壁上的缝针。对侧缝线的尾端用于暴露和牵引

年提出的。由于完成吻合难度较高，导致了更高的中转开腹率。Olsen 等人最早报道了机器人腹膜后入路手术，并且结果是成功的。在到达肾盂时，步骤类似于经腹腔的方法，但初始设置、准备和解剖的步骤不同。

在 100° 侧半俯卧位完成穿刺孔放置。先在第十二肋尖以下 1～3cm 处做一 15mm 切口，钝性解剖进入腹膜后。然后用一个 200～400ml 的气囊，进一步扩展这个空间，以使该空间可放置一 8mm 和一 5mm Trocar。两工作穿刺套管分别放置在背阔肌外侧缘髂嵴上两横指处和腋前线肋缘下。必要时可在髂窝内再放置一辅助穿刺套管。所有穿刺套管都在直视下放置，以避免任何腹膜损伤。此后，12mm 球囊口成了原来的 15mm 的切口，并与周围筋膜缝合固定。然后在 45°～60° 完成停靠机器人，解剖再次通过优势手持热剪刀或电凝钩和非优势手持 Maryland 或 DeBakey 钳来进行。然而，这种方法要切开 Gerota 筋膜以辨认肾盂输尿管连接部（图 7-12）。将下极完全游离，这

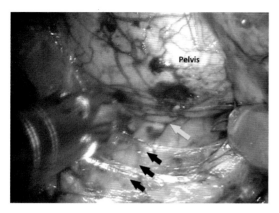

图 7-12　通过腹膜后入路观察肾盂和肾盂输尿管连接部的手术角度。黄色箭头表示实际的肾盂输尿管连接部，黑色箭头显示输尿管（图像由 L. Henning Olsen 博士提供）

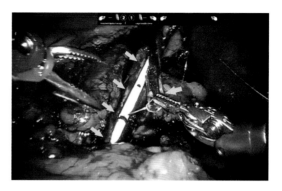

图 7-13　螺旋瓣肾盂成形术治疗一例长段输尿管近端狭窄患者的手术情况。皮瓣（浅绿色箭头）已经从扩张的肾盂中被游离起来，并被旋转放置在带有预置输尿管支架的输尿管狭窄段（黄色箭头）上

对于识别横跨血管至关重要。根据我们自己的经验和报道的经验，不完全的解剖会导致修复失败。放置两个固定针，一个在输尿管近端，一个在肾盂。手术剩余部分的完成和经腹手术原则相同。

7.7　替代重建技术

尽管 Anderson Hynes 离断式肾盂成形术是首选的技术及肾盂输尿管连接部修复的金标准，然而某些临床情况下需要进行修改和调整。这些技术最初应用于开放手术，也可改造后应用于机器人手术。

7.7.1　Foley Y–V 成形术

这种技术在高位输尿管或肾盂输尿管连接部瘢痕严重限制肾盂的游离和（或）更高位输尿管而没有额外异位血管的情况下特别有用。从 UPJV 的顶点开始，切线延伸到肾盂内侧面。此后，切口沿着近端输尿管的侧面向正常输尿管组织延伸，形成 Y 部分。皮瓣尖端缝合于输尿管切开的最远侧部分，前壁缝合完成后，再用相似的办法完成后壁

重建。

7.7.2　旋转瓣

对于有较长输尿管狭窄段和固定性肾盂输尿管连接部的重度肾积水患者，可通过旋转瓣技术实现无张力吻合。旋转瓣的基底是斜放在肾盂固定面上，在肾盂输尿管连接部侧面，在输尿管插入部位和肾实质之间。螺旋的内侧线穿过肾盂输尿管连接部延伸到正常输尿管，因此瓣的长度是由狭窄段长度决定的，但瓣的长宽比不能超过 3 : 1。在瓣制备后，其尖端旋转向下与输尿管切开部位的远端吻合，剩余吻合在预置输尿管支架基础上完成（图 7–13）。

7.7.3　改良搭桥手术

改良搭桥手术是治疗输尿管上段长度发育不良的一种替代技术。对于经典的离断式肾盂成形技术，肾脏可以被完全游离以缩短输尿管和肾盂之间的距离，但是在下肾盂做水平切口行侧侧吻合可以提供额外的长度，以实现无张力吻合。

7.7.4 输尿管肾盏吻合术

如果这些技术均不足以在严重缩小且瘢痕严重的肾盂和瘢痕化严重的输尿管之间提供无张力吻合，就必须考虑输尿管肾盏吻合术。应用这种技术时，将肾下极切开，近端输尿管匙状切开，然后进行肾下盏和输尿管近端之间吻合。强烈推荐留置肾造口支架管。如果条件许可，将肾实质外的肾包膜缝合关闭，这时要小心不要对新的管腔产生外在压力。此外，可以移植肾周脂肪或网膜来覆盖和保护吻合口。

7.8 特殊考虑：血管悬吊

年长的儿童可能出现肾盂输尿管连接部梗阻，相对于内在的肾盂输尿管连接部解剖异常，由外在因素跨过肾下极的血管引起更多见。对这种情况，尽管治疗的金标准仍是离断式肾盂成形术，但 Hellstrom 等人提出了一种替代技术。将肾下极血管解剖并永久缝合固定于肾盂前壁更偏头侧的位置。经过多次改良后，Gundeti 最早于 2008 年提出了应用腹腔镜来实施这项技术。在这项技术中，游离肾下极血管后，会应用一种类似"擦鞋"的动作来确定肾盂前壁有足够的活动度以形成包绕血管的隧道。应用 4-0 PDS 缝线在肾盂前壁间断缝合 2~3 针以保护血管。尽管有报道说腹腔镜下应用该技术获得成功，许多人仍质疑该技术能否确定哪个患者确实是由异位血管而非内在因素引起的梗阻。Miranda 等人报道了在实施血管悬挂手术之前，进行输尿管切开压力测定以确定确实存在的外源性压迫。另一项术中测试是一项利尿试验以辨别那些有异位血管但未引起梗阻的患者。这些报告的结果是肯定的，但关键是选择合适的患者。为这些患者再次手术非常具有挑战性，因为肾动脉会紧密粘连于肾盂。

7.9 术后护理

患者术后住院观察过夜，如果耐受可进食。通常在第二天上午行排尿试验，并在术后第一天过渡到口服药物后出院回家。支架管保留 2 周，如果有取出线可以在诊所取出，如果没有则需要麻醉下经尿道镜取出。支架管取出后 4 周，患者行超声检查，在此之前持续预防性应用抗生素。如果超声提示肾盂得到良好减压，3 个月后再次复查超声。如果患者术前肾功能下降超过 40%，则不需要行功能性检查。如果患者术后影像检查提示积水无改善，则 4~6 周后复查超声，如仍无改善，行 MAG3 肾扫描。最后，如果 4 周超声提示肾积水显著恶化，则立即行 MAG3 肾扫描以指导进一步治疗。

7.10 结果

尽管已经有些研究评价了机器人肾盂成形术在儿童人群中的疗效，但这些数据仍很有限而且没有正式的前瞻性的研究。尽管如此，结果仍同开放手术相似，有高达 94%~100% 的成功率。初始的研究提示开放手术和机器人手术间无显著性差异。Minnillo 等人通过 7 年的时间曲线证实机器人肾盂成形术在手术时间和住院时间方面都会逐渐改善，并保持并发症的发生率维持在和开放手术相似的水平。这种改进代表了机器人手术学习曲线和专门训练团队机器人手术的重要性。应用顺行或逆行方法留置支架管一直以来存在争议，但是 Silva 等人报道了一项有 25 个患者参与的研究，在无支架管的情况下，手术成功率达到了 100%。再次手术率据报道为 2%～4%，并发症发生率为 8%～18%，大部分并发症比较轻微。术中并发症通常涉及腹腔镜通路和无意的肠损伤，应尽可能避免，但如果发生，关键是早期识别。重要的是要保持所有的操作器械任何时间都在视野当中，尤其是使用电凝器械时。出现肠损伤时，仔细检查和清洁，然后修复，通常进行"8"字缝合即可，如果有任何疑问，最好咨询一下普外科医生。血管损伤出血是罕见的，如果出现这种情况，采用压迫止血，偶尔应用缝扎等与开放手术类似的技术进行控制。

术后并发症比较少见。在急性发作时，肠梗阻或肠损伤是最令人关注的。肠梗阻可以保守地管理，重要的是要考虑到肠损伤的可能性，如果高度怀疑有肠损伤时，口服对比剂后行 CT 检查，并在诊断后行腹腔镜或开放性探查。此外，尿液渗漏可与肠梗阻和尿腹同时出现，通常表现为在去除 Foley 尿管时无自发排尿。这些通常可以通过重新置入 Foley 尿管 3～5 天等保守方法治疗。晚期并发症包括持续性肾积水，继发于吻合口狭窄，在输尿管支架拆除后出现。初始一般选择放置双 J 支架 6 周进行保守治疗，但如果问题持续存在，可能需要再次手术，再次手术通常也通过机器人进行。大多数儿科系列报告的病例数少于 10 例，成功率较低，为 78%～90%。

结论

总而言之，在儿科患者中引入达芬奇机器人手术系统，极大地改变了微创手术治疗肾盂输尿管连接部梗阻的可行性。成功率和并发症的发生率与开放肾盂成形术相似，并有潜力缩短手术时间、住院时间和减少麻醉使用。对端口放置和肾盂输尿管连接部的手术入路，有多种技术方法，需要根据具体情况做出决定。

参考文献

1. Kavoussi LR, Peters CA. Laparoscopic pyeloplasty. J Urol. 1993;150(6):1891–1894.
2. Schuessler WW, Grune MT, Tecuanhuey LV, et al. Laparoscopic dismembered pyeloplasty. J Urol. 1993;150(6):1795–1799.
3. Peters CA, Schlussel RN, Retik AB. Pediatric laparoscopic dismembered pyeloplasty. J Urol. 1995;153(6):1962–1965.
4. Tan HL. Laparoscopic Anderson-Hynes dismembered pyeloplasty in children. J Urol. 1999;162(3 Pt 2):1045–1047. discussion 1048
5. Klingler HC, Remzi M, Janetschek G, et al. Comparison of open versus laparoscopic pyeloplasty techniques in treatment of uretero-pelvic junction obstruction. Eur Urol. 2003;44(3):340–345.
6. El-Ghoneimi A, Farhat W, Bolduc S, et al. Laparoscopic dismembered pyeloplasty by a retroperitoneal approach in children. BJU Int. 2003;92(1):104–108.
7. Reddy M, Nerli RB, Bashetty R, et al. Laparoscopic dismembered pyeloplasty in children. J Urol. 2005;174(2):700–702.
8. Braga LH, Pippi-Salle J, Lorenzo AJ, et al. Pediatric laparoscopic pyeloplasty in a referral center: lessons learned. J Endourol. 2007;21(7):738–742.
9. Ravish IR, Nerli RB, Reddy MN, et al. Laparoscopic pyeloplasty compared with open pyeloplasty in children. Journal of endourology/ Endourological Society. 2007;21(8):897–902.
10. Piaggio LA, Franc-Guimond J, Noh PH, et al. Transperitoneal laparoscopic pyeloplasty for primary repair of ureteropelvic junction obstruction in infants and children: comparison with open surgery. J Urol.

2007;178(4 Pt 2):1579–1583.

11. Atug F, Woods M, Burgess SV, et al. Robotic assisted laparoscopic pyeloplasty in children. J Urol. 2005;174(4 Pt 1):1440–1442.

12. Monn MF, Bahler CD, et al. Emerging trends in robotic pyeloplasty for the management of ureteropelvic junction obstruction in adults. J Urol. 2013;189(4):1352–1357.

13. Chandrasoma S, Kokorowski P, Peters C, et al. Straight-arm positioning and port placement for pediatric robotic-assisted laparoscopic renal surgery. J Robotic Surg. 2010;4(1):29–32.

14. Poppas DP, Bleustein CB, Peters CA. Box stitch modification of Hasson technique for pediatric laparoscopy. J Endourol. 1999;13(6):447–450.

15. Gargollo PC. Hidden incision endoscopic surgery: description of technique, parental satisfaction and applications. J Urol. 2011;185(4):1425–1431.

16. Yeung CK, Tam YH, Sihoe JD, et al. Retroperitoneoscopic dismembered pyeloplasty for pelvi-ureteric junction obstruction in infants and children. BJU Int. 2001; 87(6):509–513.

17. Olsen LH, Jorgensen TM. Computer assisted pyeloplasty in children: the retroperitoneal approach. J Urol. 2004;171(6 Pt 2):2629–2631.

18. Olsen LH, Rawashdeh YF, Jorgensen TM. Pediatric robot assisted retroperitoneoscopic pyeloplasty: a 5-year experience. J Urol. 2007;178(5):2137–2141. discussion 2141

19. Mesrobian HG. Bypass pyeloplasty: description of a procedure and initial results. J Pediatr Urol. 2009;5(1):34–36.

20. Hellstrom J, Giertz G, Lindblom K. Pathogenesis and treatment of hydronephrosis. J Belge Urol. 1951;20(1):1–6.

21. Gundeti MS, Reynolds WS, Duffy PG, et al. Further experience with the vascular hitch (laparoscopic transposition of lower pole crossing vessels): an alternate treatment for pediatric ureterovascular

ureteropelvic junction obstruction. J Urol. 2008;180(4 Suppl):1832–1836; discussion 1836.

22. Sakoda A, Cherian A, Mushtaq I. Laparoscopic transposition of lower pole crossing vessels ('vascular hitch') in pure extrinsic pelvi-ureteric junction (PUJ) obstruction in children. BJU Int. 2011;108(8):1364–1368.

23. Miranda ML, Pereira LH, Cavalaro MA, et al. Laparoscopic transposition of lower pole crossing vessels (vascular hitch) in children with Pelviureteric junction obstruction: how to be sure of the success of the procedure? J Laparoendosc Adv Surg Tech A. 2015;25(10):847–851.

24. Chiarenza SF, Bleve C, Fasoli L, et al. Ureteropelvic junction obstruction in children by polar vessels. Is laparoscopic vascular hitching procedure a good solution? Single center experience on 35 consecutive patients. J Pediatr Surg. 2015;

25. Autorino R, Eden C, El-Ghoneimi A, et al. Robot-assisted and laparoscopic repair of ureteropelvic junction obstruction: a systematic review and meta-analysis. Eur Urol. 2014;65(2):430–452.

26. Franco I, Dyer LL, Zelkovic P. Laparoscopic pyeloplasty in the pediatric patient: hand sewn anastomosis versus robotic assisted anastomosis--is there a difference? J Urol. 2007;178(4 Pt 1):1483–1486.

27. Minnillo BJ, Cruz JA, Sayao RH, et al. Long-term experience and outcomes of robotic assisted laparoscopic pyeloplasty in children and young adults. J Urol. 2011;185(4):1455–1460.

28. Silva MV, Levy AC, Finkelstein JB, et al. Is peri-operative urethral catheter drainage enough? The case for stentless pediatric robotic pyeloplasty. J Pediatr Urol. 2015;11(4):175.e1–5.

29. Davis TD, Burns AS, Corbett ST, et al. Reoperative robotic pyeloplasty in children. J Pediatr Urol. 2016; 12(6):394.e1–394.

输尿管再植术

8.1 引言

微创技术越来越多地应用于复杂的儿童泌尿外科重建手术。与传统开放手术相比，腹腔镜手术可以降低并发症，减少术后疼痛，降低镇痛需求，加快术后恢复，缩短住院时间。腹腔镜手术的学习曲线及缝合技术难度大，限制了腹腔镜输尿管再植术在临床中的广泛应用。然而，随着机器人辅助腹腔镜手术的引入，这些问题得以解决。

与传统腹腔镜手术相比，机器人手术具有明显的优势。达芬奇外科系统可以改善外科医生的操作，包括震颤过滤、动作缩放比例技术和机器人"内腕"。达芬奇外科系统与传统的腹腔镜手术相比，可以提高 50% 的灵巧度，可以使外科医生完成传统的腹腔镜手术不可能完成的复杂手术。

自 2000 年引入达芬奇手术系统以来，机器人手术得到了广泛的应用。尤其是在儿童泌尿外科领域，机器人被用于上、下尿路重建手术，包括肾切除、肾盂成形术、输尿管重建和膀胱扩大。从 2008 年到 2013 年，机器人手术系统在儿童泌尿外科手术中的使用率平均每年增长 17%。

膀胱输尿管反流（VUR）是指由于输尿管膀胱连接处（UVJ）异常导致尿液从膀胱到输尿管和肾盂的异常反流。大约 1% 的新生儿存在膀胱输尿管反流。这些患儿通常会有肾积水、尿路感染和（或）肾盂肾炎，并且肾脏易形成永久性的瘢痕。49% ~ 72% 患轻度和中度膀胱输尿管反流（Ⅰ级、Ⅱ级和Ⅲ级）的患儿可自行缓解，并且轻中度 VUR 通常可保守治疗。重度膀胱输尿管反流（Ⅳ级或Ⅴ级）在所有病例中占比不足30%，且需要手术治疗。

输尿管膀胱再植术的目的是纠正输尿管膀胱连接处的异常反流。开放的输尿管再植术（OUR）是外科治疗的金标准。然而，外科技术的进步为输尿管再植术提供了可行的微创途径。腹腔镜输尿管再植术（LUR）于 1993 年首次在猪模型中进行，1994 年首次在人体应用。由于技术上的困难，LUR在临床并没有达到广泛应用。10 年后，随着 RALUR 的引入，LUR 推广的困难被克服。第一组 RALUR 程序是彼得斯和同事在 2004 年和 2005 年出版的。增强的可视化、更容易的内缝合以及出色的美容效果，使 RALUR 极具吸引力。在美国全国范围内，输尿管再植术的总数一直在下降，而 RALUR 的比例却在上升。在一项人口研究中，在 2000 年至 2012 年间进行了 14581 例输尿管再植术，RALUR 手术的比例从 0.3% 增加到 6.3%。本章将讨论输尿管再植术的作用以及支持应用机器人进行输尿管再植术推广的证据。

8.2 输尿管再植术的适应证

8.2.1 临床适应证

进行输尿管再植术，尤其是在儿童人群中，有许多临床指征。最常见的指征是 VUR。保守的方法包括临床观察和抗生素预防感染，介入性方法包括内镜下 UVJ 注射膨胀剂和外科行输尿管再植术。美国泌尿外科协会（AUA）的 VUR 指南指出：建议对 1 岁以上反复泌尿系感染或有新的肾功能异常影像，但不存在肠 / 膀胱功能障碍的儿童进行治疗。同样，欧洲泌尿外科协会（EAU）建议对持续性重度反流（Ⅳ级或Ⅴ级）患者和反复感染的患者及存在肾实质异常证据的患者进行手术纠正 VUR。在一项对 3738 名患有 VUR 儿童的大型研究中发现，年龄增加、产前肾积水和双侧反流及反流程度是行输尿管再植术的独立预测因素。

其他先天性疾病的适应证包括原发性梗阻型输尿管、异位输尿管和输尿管囊肿。原发性梗阻性巨输尿管是一种罕见的疾病，

但在新生儿梗阻性尿路病变中占 20%。对大多数病例来说，手术不作为首选治疗方案，因为大约 85% 的患儿可自行缓解。反复感染、肾功能减退或严重梗阻的患儿建议行输尿管再植术。输尿管囊肿的发生率为 1/500。治疗方案包括观察、内镜减压、输尿管再植术或部分肾输尿管切除术。异位输尿管开口发病率约为 1/2000，低于输尿管囊肿发病率。肾功能无明显受损的患儿可行包括输尿管再植术在内的输尿管重建术。

儿童或成人的输尿管损伤或狭窄也需行输尿管再植术。泌尿外科创伤指南建议髂血管远端的输尿管损伤可行输尿管再植术或一期修补后放置支架管。最后，严重的输尿管远端狭窄可行机器人辅助输尿管再植术。

8.2.2 手术方法的影响因素

手术方式选择开放手术或机器人辅助输尿管再植术受多方面因素影响。影响因素包括患者的体格大小、既往腹部或盆腔的手术以及并发症等。在儿科，尤其是操作空间有限的婴儿，患者的体格大小是最重要的。较小的空间可能会导致切口选择困难和机器人器械碰撞等问题。患者体重对机器人手术成功的影响已经在多项研究中得到评估。Ballouhey 在 2015 年进行了一项多机构研究，分析了不同类型机器人手术在 15kg 以上和以下儿童中的成功率。178 种手术中，最常见的是肾盂成形术、肾部分切除术和胃底折叠术。两组在手术时间、住院时间、术后并发症发生率等方面差异无显著性（$P > 0.05$）。笔者得出结论，机器人手术对于 15kg 以下

的患者是可行的，但对于体格较小的儿童可能需更加谨慎。在另一项分析中，对 45 例 10kg 以下患儿进行常规机器人手术，总完成率为 89%。对于 3kg 及以上儿童，腹内器械的操控空间是足够的，但对于 3kg 以下的儿童，由于空间限制，存在明显的操作困难。虽然体重可以反映手术的操作空间，但身体尺寸对于机器人手术可能是一种更准确的评估指标。在一项前瞻性研究中，我们测量了 45 名 3~12 个月婴儿的髂前上棘（ASIS）间距和耻骨至剑突距离（PXD）。当髂前上棘间距小于 13cm 和（或）PXD 小于 15cm 时，机器人器械碰撞次数明显增加。

除患者体格大小外，必须考虑既往腹部或盆腔手术及并发症。虽然既往腹部手术不是机器人手术的绝对禁忌证，但是腹腔可能存在粘连，镜头进入盆腔时有遮挡，并且需要额外的时间进行粘连分解。呼吸道的并发症也不是使用机器人平台的绝对禁忌，但这些患者需要进行麻醉的术前评估，以确保手术时的气腹不会影响患者的通气。

8.3 手术

8.3.1 方法

RALUR 有两种方法：部分或完全在膀胱的 Cohen 交叉再植术和膀胱外的 Lich-Gregoir 手术。2003 年，Olsen 首先应用机器人为猪进行了膀胱内交叉再植术，并于 2005 年率先在儿童中应用机器人进行此类手术。简单地说，患者仰卧位，膀胱经尿管充满生理盐水，以便于在端口放置时容易辨认。端口位置标记在标准 Pfannenstiel 切口

的水平之上。膀胱底通过中线解剖暴露，12mm 摄像机端口放置于此切口。此时，膀胱内充满二氧化碳来取代盐水，并放置工作孔。建立输尿管隧道，然后用 4-0 或 5-0 的单股或编织线将输尿管带出并缝合固定。输尿管再植完成后，移除端口，用预先放置的可吸收缝线缝合膀胱切口，然后行皮肤缝合。

开放的 Lich-Gregoir 手术适用于膀胱外的 RALUR。由于双侧开放性输尿管再植术和早期双侧 RALUR 患者存在术后排尿功能障碍的风险，Peters 最初建议仅行单侧 RALUR。然而，如果能够识别和避免损伤盆腔神经丛，就可以预防这些并发症。我们倾向于使用保留神经的膀胱外途径，以减少术后排尿并发症，下面将对此进行描述。

8.3.2 麻醉

采用标准的气管插管全身麻醉。条件允许时，我们的儿科麻醉小组也会行骶管阻滞麻醉。与单一的全身麻醉相比，局部麻醉与全身麻醉联合应用可降低机器人下尿路手术患者术中阿片类药物的用量。此外，接受骶管阻滞的患者术后一般不需要止吐药。术后 6h、24h 阿片用量及最大疼痛评分两组间差异无显著性（$P>0.05$）。

8.3.3 膀胱镜检查

在放置端口和开始气腹之前，患者取截石位，行硬性膀胱镜检查。术中放置输尿管导管，以便在手术过程中容易识别输尿管损伤。膀胱镜检查完成后，放置尿管，并将输尿管导管固定在导尿管上，以防止移位。

8.3.4 患者位置与端口安置

膀胱镜检查完成后,患者取仰卧位并重新以标准手术方式准备。虽然大多数机构利用3个切口经腹膜入路,但有些机构更喜欢使用额外的辅助端口进行吸引和冲洗。我们使用3个端口配置并放置端口,以便术中实现最大程度的可视化。8.5mm摄像机口通过脐周切口放置,2个8mm工作口置于髂前上棘连线水平的腹直肌的外侧(图8-1)。不使用床边辅助端口。此时,机器人对接,输尿管再植术开始。对于较年轻的患者,机器人停靠在腿部之间,而在年长的患者中,机器人靠在一边,指向对侧的肩膀。

8.3.5 操作技术

当机器人停靠后,膀胱上的腹膜反折处被切开,空间在膀胱的后面进入。输尿管的走行被识别,并从周围的组织中分离出来,

在男孩输精管的远端开始解剖,在女孩的子宫外侧阔韧带以上达到三角肌的水平开始解剖。必须注意保护盆腔神经丛,它可能位于输尿管的末端和内侧。有些组织可应用穿过腹壁的针线来帮助牵拉。我们利用一种通过膀胱后壁的腹壁牵引线来提高膀胱后壁及输尿管的暴露效果。逼尿肌隧道的长度为3cm(图8-2)。膀胱膨胀所致黏膜穿孔用5-0可吸收缝线缝合。然后将输尿管置于逼尿肌隧道内,逼尿肌紧贴至输尿管顶部的远端以3-0或4-0可吸收缝线间断缝合(图8-3)。在这一点上,机器人没有停靠,移除端口后行腹膜缝合和皮肤缝合。然后患者拔管后转移到复苏室,并留置导尿管和输尿管导管。

8.3.6 术后住院协议

患者于术后隔夜入院,继续留置尿管及输尿管导管,并继续使用静脉抗生素。患者

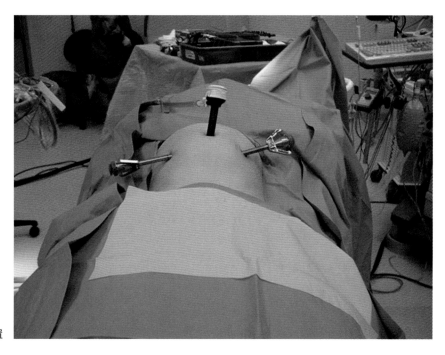

图 8-1 机器人戳卡位置

开始清流食，然后再行耐受性治疗。疼痛的控制方法是将对乙酰氨基酚、酮妥酸与麻醉药品联合使用，仅用于显著的突发性疼痛。术后第 1 天，导尿管同双侧输尿管导管一起拔除，患者在完成无效试验后出院。

8.3.7　随访

　　患者在术后 3 个月和 1 年内分别行肾脏超声检查。术后排泄性膀胱尿道造影（VCUG）未在我们的医院常规检查，只有尿路感染发热的患者行此检查。这种做法与许多先前的研究形成鲜明对比，那些研究主张在术后 1～3 个月行肾脏超声检查，并在术后 3～4 个月行 VCUG 明确有无肾积水及膀胱输尿管反流。在笔者医院，所有患者出院后停用抗生素。然而，一些医院直至确定

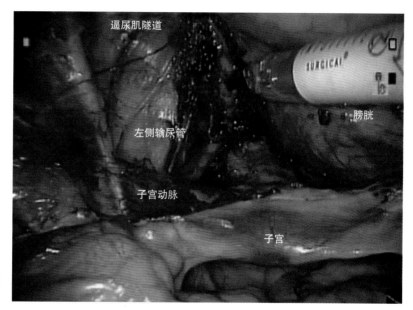

图 8-2　镜下见左侧输尿管和逼尿肌隧道

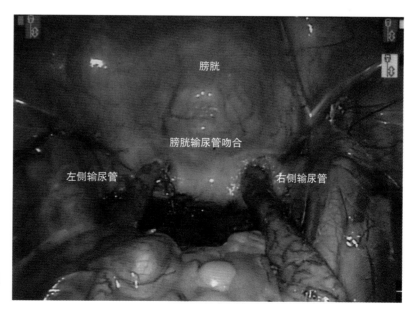

图 8-3　镜下见机器人辅助双侧输尿管再植

膀胱输尿管反流消失后才停用抗生素。

8.4 结果

8.4.1 RALUR 成功率

开放输尿管再植术的历史成功率为93%～99%。然而，各个研究中手术成功的定义有所不同，取决于几个因素，如术后VCUG 的时间。正如所讨论的，由于技术困难和术后排尿功能障碍，腹腔镜膀胱输尿管再植术未被广泛采用，并且高达 10%行 LUR 的患者存在术后排尿障碍（如尿失禁、延迟排尿或不完全排空/尿潴留）。儿童 RALUR 的数据主要由单一的机构病例组成（表 8-1），不过成功率越来越接近开放输尿管再植术的成功率。在微创手术和开放手术的对比中，手术时间、住院时间、术后疼痛等都是非常重要的指标。

Peters 和 Woo 将 RALUR 应用于膀胱内交叉输尿管再植术，对 6 名 5～15 岁患有膀胱输尿管反流的患儿进行了手术。患儿术后住院 2～4 天，术后 VCUG 显示 5 例患儿反流消失（83% 的成功率）。作者强调足够的术野可以更好地显露输尿管并进行精细操作。2008 年，Casale 和他的同事发表了 41例膀胱外 RALUR 的系列病例报道。作者认为，膀胱外入路显示盆腔神经丛可以减少术后排尿功能障碍并发症的发生。这些技术利用了机器人的视野放大来显示和避开输尿管周围组织的盆腔神经丛。在这些病例中，患者年龄 16～81 个月，膀胱输尿管反流≥Ⅲ级。平均手术时间为 2.3 小时，住院时间为 26 小时。所有患者术后第 1 天拔除尿管

和输尿管导管，均无尿潴留。3 个月时行VCUG 检查，膀胱输尿管反流的缓解率为98%。虽然这项研究由于缺乏像开放输尿管再植或非神经保留的对照组，但仍成功地证明了该手术的可行性、高成功率和低并发症率。2012 年，对行该手术的 150 名患儿进行了随访期为 2 年的重新评估。膀胱输尿管反流的成功率为 99.3%，无患儿出现术后排尿功能障碍。

Sorenson 和他的同事报道了他们在2010 年开始一个儿科机器人项目的经验。在他们的前 50 个机器人手术中，他们把 13个行 RALUR 患儿与开放输尿管再植术的患儿进行比较。RALUR 的成功率为 85%（2例仍存在膀胱输尿管反流）和 15% 的并发症发生率（1 例形成尿道囊肿，1 例发展为输尿管梗阻，均需放置输尿管支架管）。这些发生率与开放输尿管再植术发生率相似。RALUR 总的手术时间为 361min，比开放输尿管再植术的手术时间长 2 小时。Akhavan在 2012 年将该病例系列更新至 50 名患者（78 条输尿管）。成功率上升到 92%，并发症发生率下降到 10%，这可能反映了RALUR 的学习曲线。

2011 年，Marchini 比较了病例匹配的机器人手术和开放的膀胱内及膀胱外输尿管再植术。双侧膀胱输尿管反流且膀胱容积大于 200cm³ 的 4 岁以上患儿，19 例行膀胱内RALUR（n=19），20 例行膀胱外 RALUR（n=20）。这些病例与 22 例开放膀胱内输尿管再植术及 17 例开放膀胱外输尿管再植术相匹配。膀胱内输尿管再植术的手术效果两

表 8-1 机器人辅助输尿管再植术（RALUR）的文献研究（患者输尿管）数目

研究者	研究类型	（患者输尿管）数目	并发症	成功率	证据等级 [a]
Peters (2005)	RALUR 病例序列（膀胱内途径）	6 (12)	1 例尿漏	83%	4
Casale (2008)	RALUR 病例序列（膀胱外途径）	41 (82)	1 例肾炎	98%	4
Sorensen (2010)	RALUR vs OUR 病例对照（膀胱外途径）	13 (18) vs 26 (36)	1 例尿漏 1 例输尿管梗阻	85%	3b
Marchini (2011)	RALUR vs OUR 病例对照（膀胱内和膀胱外途径）	39 (65) vs 39 (61)	4 例穿刺点尿漏 2 例吻合口瘘 1 例二次手术	92% 膀胱内途径，100% 膀胱外途径	3b
Smith (2011) RALUR vs OUR	病例对照（膀胱外途径）	25 (33) vs 25 (46)	无	97%	3b
Chalmers (2012)	RALUR 病例序列（膀胱外途径）	16 (22)	无	88%	4
Kasturi (2012)	RALUR 病例序列（膀胱外途径）	150 (300)	无	99%	4
Schomburg (2014)	RALUR vs OUR 病例对照（膀胱外途径）	20 (38) vs 20 (35)	1 例尿漏 1 例输尿管狭窄	100%	3b
Akhavan (2014)	RALUR 病例序列（膀胱外途径）	50 (78)	2 例输尿管梗阻 1 例肠梗阻 1 例输尿管损伤 1 例肾周积液	92%	4
Dangle (2014)	RALUR 病例序列（膀胱外途径）	29 (40)	未见报道	80%	4
Hayashi (2014)	RALUR 病例序列（膀胱外途径）	9 (15)	无	93%	4
Harel (2015)	RALUR vs OUR（膀胱外途径）	23 (33) vs 11 (15)	1 例输尿管损伤	84%	3b
Grimsby (2015)	RALUR 病例序列（膀胱外途径）	61 (93)	3 例输尿管梗阻 2 例吻合口瘘 1 例肠梗阻	72%	4

注：① OUR—开放输尿管再植术；RALUR—机器人辅助腹腔镜输尿管再植术。
② [a] 证据等级：1—随机对照研究或荟萃分析；2a—系统回顾、队列研究；b—独立队列研究；c—结局研究；3a—病例对照研究的系统分析；3b—独立病例对照研究；4—个案报道或低质量队列研究；5—专家意见。

组相似，但 RALUR 组患儿术后血尿、膀胱痉挛、尿管留置时间和住院时间均减少。膀胱外 RALUR 组没有显示出相同的疗效。在接受膀胱内 RALUR 治疗的患者中，有 1 例患儿出现尿潴留，导尿管较其他患儿多留置 2 天；4 例患儿出现 Trocar 孔漏尿，经导尿 5 天后膀胱瘘愈合。膀胱外 RALUR 组有 2 例尿潴留，2 例输尿管漏尿需要放置支架管。总而言之，膀胱内或膀胱外 RALUR 的成功率（92% 膀胱内，100% 膀胱外）与开放输尿管再植术无统计学差异。这项研究首次直接比较每种用于输尿管再植术的主要技术。然而，很难得出确切的结论，因为用回顾性的方式比较多组时引入了几种偏见来源。

大量关于儿童 RALUR 的病例系列报道随后出现。Smith 和他的同事们报道了一个病例对照系列，25 例接受膀胱外 RALUR 的患儿同 25 例开放输尿管再植术患儿的对比。RALUR 组无并发症，成功率 97%。RALUR 术后住院时间和吗啡等效镇痛时间也明显缩短。Chalmers 提出了 16 例 RALUR 患儿，88% 有膀胱输尿管反流。同样，Dangle 报告的 29 例患儿（40 条输尿管）成功率为 80%，Hayashi 报道 9 例患儿（15 条输尿管）成功率为 93%。Schomburg 写了一份 20 例（28 条输尿管）行 RALUR 术与 20 例（35 条输尿管）开放输尿管再植术的病例对照研究。RALUR 的成功率为 100%，开放膀胱输尿管再植术成功率为 95%，术后并发症发生率相似。最近的案例系列报道是 2015 年 Grimsby 的多机构协作

出版的病例报道。在 61 例患者（93 条输尿管）中，成功率为 72%，并发症发生率为 10%。解释这一系列不同成功率的理论包括对发表积极研究的偏见、手术失效的不同定义和病例的复杂性。综合来看，估计有 469 例患者在已发表的文献中接受了 RALUR 手术，总成功率为 91%。

儿童国家数据库的研究还提供了对人口趋势和结果的认识。儿童健康信息系统（PHIS）包括美国 47 家大型儿童医院的管理数据。一项 PHIS 研究显示，在 2008 至 2013 年间，这些医院中有一半手术是机器人手术，包括 1292 个机器人泌尿外科手术，其中 351 个是输尿管再植术。机器人泌尿外科手术率每年提高 17.4%，RALUR 率每年提高 1.7%。

尽管 RALUR 最常见的并发症是约 9% 的患者手术失败，但在这些病例系列中，还发现了各种其他并发症（图 8-1）。患者经常会出现短暂的新的排尿功能障碍，包括尿潴留、尿失禁或尿等待，而这些情况很少需要导尿。输尿管瘘发生率约为 1%，输尿管梗阻发生率约为 1%，这两种情况通常都可通过放置临时的输尿管支架加以处理。感染、肠梗阻、盆腔积液和输尿管损伤的发生率均低于 1%。最后，在所有泌尿生殖系统机器人手术中，中转开放手术的概率约为 1.4%。

由于切口较小，机器人手术可能比开放手术痛苦小。Harel 和他的同事前瞻性地评估并对比 23 例 RALUR 患者和 11 例开放输尿管再植术患者术后疼痛评分和镇痛需

求。他们发现机器人组的镇痛药品需求量少（0.07mg/kg vs 0.17mg/kg，$p < 0.05$），近一半机器人手术患者术后第一天不需要镇痛药，而开放手术只有 1 例。然而，主观疼痛评分在各组间无显著性差异。虽然受患者年龄和回顾性设计的限制，但其他研究也有类似的结果。

腹腔镜切口的美容外观，在儿童中更值得考虑。一项研究表明，在诊断为膀胱输尿管反流时，大多数父母都希望他们的孩子避免手术，并接受预防性抗生素或内镜下的扩张治疗。然而，如果膀胱输尿管反流持续时间超过 36 个月，希望手术的患儿家长则明显增加。另一项研究通过患儿的照片调查了 116 名患儿家长和 7 岁以上的患儿，机器人或开放手术行输尿管再植术、肾盂成形术和膀胱扩大术后出现瘢痕。对于输尿管再植术，85% 的父母和 76% 的患者更能接受机器人手术瘢痕的外观，并且大多数受试者认为瘢痕大小是影响他们对手术入路的选择重要或非常重要的因素。虽然它肯定不像整体疗效或并发症发生率那么重要，但瘢痕对孩子或父母来说也很重要，故术前咨询时应予以说明。

总之，RALUR 技术自 2004 年首次被描述以来一直在不断发展，并且在全意大利被越来越多地采用。病例报道的成功率差异很大，为 72%~100%，总体平均值约为 91%。成功率可能因发表偏倚、手术成功定义不同和（或）医疗机构之间的案例复杂性不同所致。机器人方法的其他优点包括减轻疼痛和手术切口较美观。

8.4.2　学习曲线

微创输尿管再植术的学习曲线可能是其应用的主要障碍。腹腔镜手术和机器人手术需要外科医生发展新的技术技能，并从不熟悉的角度进行手术。作者强调，通过模拟和指导来进行有意识的练习，对于熟练掌握微创手术是必不可少的。对一些经验丰富的腹腔镜外科医生来说，RALUR 的学习曲线仅在 5~7 例病例后就趋于平稳。然而，其他人认为前 13 次 RALUR 手术的手术时间没有明显减少。在一项对 39 例 RALUR 患者的研究中，早期并发症明显增多，促使手术方案发生改变。在一项关于机器人肾盂成形术学习曲线的研究中，据估计，37 例手术后，儿科泌尿外科研究员的手术时间与经验丰富的主治医生相当。我们有理由假定可能需要 30 次或更多次手术才能熟练掌握 RALUR。然而，随着机器人手术和机器人技能培训越来越多地融入住院医师教育，这种情况可能会发生变化。

制度学习曲线也是一个因素。准备实施机器人手术时，手术辅助人员需要熟练掌握所有新设备和程序。华盛顿大学于 2006 年投资研发了达芬奇外科机器人，并在 2010 年报告了他们开展多专业机器人项目的经验。在 20 个月的研究期间，平均病例量为 2.5 例 / 月（0~5 例 / 月）。为了最大限度地使方案成功，他们建议组织一个专门的外科小组，为机器人手术指定特定的手术时间，确保对机器人的行政承诺，与其他专业合作来增加病例数量。

8.4.3　成本考虑

除了临床结果外，斟酌机器人手术的相关费用也是很重要的。高昂的初始资本支出和经常性的维修费使机器人手术变得极其昂贵。在 2005—2009 年间，Rowe 和他的同事比较了多种儿童泌尿机器人手术和开放手术的成本。他们惊奇地发现，手术直接费用比开放手术的总成本低 12%（8795 美元 vs 9978 美元）。开放手术术后住院时间越长，成本就越高。估计每例手术中机器人的间接费用为 1343 美元（按大约 120 万美元的购买费用、10 年的寿命和平均每年 67 位患者计算），加上每例 1492 美元机器人维修费（按每年 10 万美元的服务合同计算）。如果将这些间接购买和维修费用包括在内，机器人手术的费用比开放手术的费用高出 17%。

除了机器人技术的直接成本外，人力资本是儿童外科手术的一个重要方面。孩子生病的负担会导致巨大的非医疗费用，比如失去工资和父母的旅行时间。一项机器人与开放儿童肾盂成形术的研究分析了与住院时间和父母工作天数损失相关的人力资本损失。这项研究表明，不包括购买的机器人费用，机器人肾盂成形术比开放手术每一次手术的成本增加了 929 美元。研究发现，机器人手术的住院时间缩短了 1 天，平均节省了 90 美元的父母工资和 613 美元的住院费用。这表明，缩短住院时间的成本节约可能有助于抵消手术费用的增加。此外，减少住院时间可使有限的医院资源和病床空间得到更好的分配。

结论

机器人辅助腹腔镜手术将传统腹腔镜手术带来的挑战最小化，并在儿童泌尿外科的复杂重建手术中得到了广泛的应用。输尿管再植术是儿童膀胱输尿管反流的主要干预措施。虽然开放手术仍然是高成功率的黄金标准，但微创输尿管再植术的应用越来越多。接受 RALUR 手术的患者被证明从缩短住院时间、减少镇痛药物需求和改善术后状态中获益。成功率因案例系列而异，但接近开放手术的成功率。最后，与机器人技术相关的较高的初始成本可能被人力资本收益和间接成本降低所抵消。

参考文献

1. Van Batavia JP, Casale P. Robotic surgery in pediatric urology. Curr Urol Rep. 2014;15:402. doi:10.1007/s11934-014-0402-9.
2. Tobias JD. Anaesthesia for minimally invasive surgery in children. Best Pract Res Clin Anaesthesiol. 2002;16:115–130.
3. Volfson IA, Munver R, Esposito M, Dakwar G, Hanna M, Stock JA. Robot-assisted urologic surgery: safety and feasibility in the pediatric population. J Endourol. 2007;21:1315–1318. doi:10.1089/end.2007.9982.
4. Tomaszewski JJ, Casella DP, Turner RM, Casale P, Ost MC. Pediatric laparoscopic and robot-assisted laparoscopic surgery: technical considerations. J Endourol. 2012;26:602–613. doi:10.1089/end.2011.0252.
5. Camarillo DB, Krummel TM, Salisbury JK. Robotic technology in surgery: past, present, and future. Am J Surg. 2004;188:2S–15S. doi:10.1016/j.amjsurg.2004.08.025.
6. Moorthy K, Munz Y, Dosis A, et al. Dexterity enhancement with robotic surgery. Surg Endosc. 2004;18:790–795. doi:10.1007/s00464-003-8922-2.
7. Casale P. Robotic pediatric urology. Curr Urol Rep. 2009;10:115–118.
8. Mahida JB, Cooper JN, Herz D, et al. Utilization and costs associated with robotic surgery in children. J Surg Res. 2015;199:169–176. doi:10.1016/j.

jss.2015.04.087.

9. Chand DH, Rhoades T, Poe SA, et al. Incidence and severity of vesicoureteral reflux in children related to age, gender, race and diagnosis. JURO. 2003;170:1548–1550. doi:10.1097/01. ju.0000084299.55552.6c.

10. Shaikh N, Craig JC, Rovers MM, et al. Identification of children and adolescents at risk for renal scarring after a first urinary tract infection: a meta-analysis with individual patient data. JAMA Pediatr. 2014;168:893–900. doi:10.1001/jamapediatrics.2014.637.

11. Estrada CR, Passerotti CC, Graham DA, et al. Nomograms for predicting annual resolution rate of primary vesicoureteral reflux: results from 2,462 children. J Urol. 2009;182:1535–1541. doi:10.1016/j.juro.2009.06.053.

12. Atala A, Kavoussi LR, Goldstein DS, et al. Laparoscopic correction of vesicoureteral reflux. J Urol. 1993;150:748–751.

13. Ehrlich RM, Gershman A, Fuchs G. Laparoscopic vesicoureteroplasty in children: initial case reports. Urology. 1994;43:255–261.

14. Peters CA, Woo R. Intravesical robotically assisted bilateral ureteral reimplantation. J Endourol. 2005;19:618–621. doi:10.1089/end.2005.19.618; discussion 621–2

15. Peters CA. Laparoscopic and robotic approach to genitourinary anomalies in children. Urol Clin North Am. 2004;31:595–605. doi:10.1016/j.ucl.2004.04.022; xi

16. Bowen DK, Faasse MA, Liu DB, et al. Use of pediatric open, laparoscopic and robot-assisted laparoscopic ureteral Reimplantation in the United States: 2000 to 2012. J Urol. 2016;196:207–212. doi:10.1016/j. juro.2016.02.065.

17. Peters CA, Skoog SJ, Arant BS, et al. Summary of the AUA guideline on Management of Primary Vesicoureteral Reflux in children. J Urol. 2010;184:1134–1144. doi:10.1016/j.juro.2010.05.065.

18. Tekgül S, Riedmiller H, Hoebeke P, et al. EAU guidelines on vesicoureteral reflux in children. Eur Urol. 2012;62:534–542. doi:10.1016/j.eururo.2012.05.059.

19. Szymanski KM, Oliveira LM, Silva A, et al. Analysis of indications for ureteral reimplantation in 3738 children with vesicoureteral reflux: a single institutional cohort. J Pediatr Urol. 2011;7:601–610. doi:10.1016/j.jpurol.2011.06.002.

20. Shokeir AA, Nijman RJ. Primary megaureter: current trends in diagnosis and treatment. BJU Int. 2000;86:861–868.

21. Pohl HG, Joyce GF, Wise M, et al. Vesicoureteral reflux and ureteroceles. JURO. 2007;177:1659–1666. doi:10.1016/j.juro.2007.01.059.

22. Morey AF, Brandes S, Dugi DD, et al. Urotrauma: AUA guideline. J Urol. 2014;192:327–335. doi:10.1016/j. juro.2014.05.004.

23. Finkelstein JB, Levy AC, Silva MV, et al. How to decide which infant can have robotic surgery? Just do the math. J Pediatr Urol. 2015;11(170):e1–4. doi:10.1016/j. jpurol.2014.11.020.

24. Ballouhey Q, Villemagne T, Cros J, et al. A comparison of robotic surgery in children weighing above and below 15.0 kg: size does not affect surgery success. Surg Endosc. 2015;29:2643–2650. doi:10.1007/ s00464-014-3982-z.

25. Meehan JJ. Robotic surgery in small children: is there room for this? J Laparoendosc Adv Surg Tech A. 2009;19:707–712. doi:10.1089/lap.2008.0178.

26. Bannister CF, Brosius KK, Wulkan M. The effect of insufflation pressure on pulmonary mechanics in infants during laparoscopic surgical procedures. Paediatr Anaesth. 2003;13:785–789.

27. Olsen LH, Deding D, Yeung CK, et al. Computer assisted laparoscopic pneumovesical ureter reimplantation a.m. Cohen: initial experience in a pig model. APMIS Suppl. 2003;109:23–25.

28. Lipski BA, Mitchell ME, Burns MW. Voiding dysfunction after bilateral extravesical ureteral reimplantation. JURO. 1998;159:1019–1021.

29. Casale P, Patel RP, Kolon TF. Nerve sparing robotic extravesical ureteral reimplantation. J Urol. 2008;179:1987–1989. doi:10.1016/j.juro.2008.01.062; discussion 1990

30. Faasse MA, Lindgren BW, Frainey BT, et al. Perioperative effects of caudal and transversus abdominis plane (TAP) blocks for children undergoing urologic robot-assisted laparoscopic surgery. J Pediatr Urol. 2015;11:121. e1–7. doi:10.1016/j. jpurol.2014.10.010.

31. Orvieto MA, Large M, Gundeti MS. Robotic paediatric urology. BJU Int. 2012;110:2–13. doi:10.1111/j.1464-410X.2011.10877.x.

32. Lendvay T. Robotic-assisted laparoscopic management of vesicoureteral reflux. Adv Urol. 2008:732942. doi:10.1155/2008/732942.

33. Akhavan A, Avery D, Lendvay TS. Robot-assisted extravesical ureteral reimplantation: outcomes and conclusions from 78 ureters. J Pediatr Urol. 2014;10:864–868. doi:10.1016/j.jpurol.2014.01.028.

34. Smith RP, Oliver JL, Peters CA. Pediatric robotic extravesical ureteral reimplantation: comparison with open surgery. J Urol. 2011;185:1876–1881. doi:10.1016/j.juro.2010.12.072.

35. Weiss DA, Shukla AR. The robotic-assisted ureteral reimplantation: the evolution to a new standard. Urol Clin North Am. 2015;42:99–109. doi:10.1016/j.ucl.2014.09.010.

36. Kasturi S, Sehgal SS, Christman MS, et al. Prospective long-term analysis of nerve-sparing extravesical robotic-assisted laparoscopic ureteral reimplantation. Urology. 2012;79:680–683. doi:10.1016/j.urology.2011.10.052.

37. Sorensen MD, Johnson MH, Delostrinos C, et al. Initiation of a pediatric robotic surgery program: institutional challenges and realistic outcomes. Surg Endosc. 2010;24:2803–2808. doi:10.1007/s00464-010-1052-8.

38. Marchini GS, Hong YK, Minnillo BJ, et al. Robotic assisted laparoscopic ureteral reimplantation in children: case matched comparative study with open surgical approach. J Urol. 2011;185:1870–1875. doi:10.1016/j. juro.2010.12.069.

39. Chalmers D, Herbst K, Kim C. Robotic-assisted laparoscopic extravesical ureteral reimplantation: an initial experience. J Pediatr Urol. 2012;8:268–271. doi:10.1016/j.jpurol.2011.04.006.

40. Dangle PP, Shah A, Gundeti MS. Robot-assisted laparoscopic ureteric reimplantation: extravesical technique. BJU Int. 2014;114:630–632. doi:10.1111/bju.12813.

41. Hayashi Y, Mizuno K, Kurokawa S, et al. Extravesical robot-assisted laparoscopic ureteral reimplantation for vesicoureteral reflux: initial experience in Japan with the ureteral advancement technique. Int J Urol. 2014;21:1016–1021. doi:10.1111/ iju.12483.

42. Schomburg JL, Haberman K, Willihnganz-Lawson KH, et al. Robot-assisted laparoscopic ureteral reimplantation: a single surgeon comparison to open surgery. J Pediatr Urol. 2014;10:875–879. doi:10.1016/j.jpurol.2014.02.013.

43. Grimsby GM, Dwyer ME, Jacobs MA, et al. Multi-institutional review of outcomes of robot-assisted laparoscopic extravesical ureteral reimplantation. J Urol. 2015;193:1791–1795. doi:10.1016/j.juro.2014.07.128.

44. Cundy TP, Shetty K, Clark J, et al. The first decade of robotic surgery in children. J Pediatr Surg. 2013;48:858–865. doi:10.1016/j. jpedsurg.2013.01.031.

45. Dangle PP, Akhavan A, Odeleye M, et al. Ninety-day perioperative complications of pediatric robotic urological surgery: a multi-institutional study. J Pediatr Urol. 2016;12(102):e1–6. doi:10.1016/j. jpurol.2015.08.015.

46. Harel M, Herbst KW, Silvis R, et al. Objective pain assessment after ureteral reimplantation: comparison of open versus robotic approach. J Pediatr Urol. 2015;11(82):e1–8. doi:10.1016/j.jpurol.2014.12.007.

47. Krill AJ, Pohl HG, Belman AB, et al. Parental preferences in the management of vesicoureteral reflux. J Urol. 2011;186:2040–2044. doi:10.1016/j.juro.2011.07.023.

48. Barbosa JA, Barayan G, Gridley CM, et al. Parent and patient perceptions of robotic vs open urological surgery scars in children. J Urol. 2013;190:244–250. doi:10.1016/j.juro.2012.12.060.

49. Casale P. Laparoscopic and robotic approach to genitourinary anomalies in children. Urol Clin North Am. 2010;37:279–286. doi:10.1016/j.ucl.2010.03.005.

50. Tasian GE, Wiebe DJ, Casale P. Learning curve of robotic assisted pyeloplasty for pediatric urology fellows. J Urol. 2013;190:1622–1626. doi:10.1016/j. juro.2013.02.009.

51. Rowe CK, Pierce MW, Tecci KC, et al. A comparative direct cost analysis of pediatric urologic robot-assisted laparoscopic surgery versus open surgery: could robot-assisted surgery be less expensive? J Endourol. 2012;26:871–877. doi:10.1089/end.2011.0584.

52. Behan JW, Kim SS, Dorey F, et al. Human capital gains associated with robotic assisted laparoscopic pyeloplasty in children compared to open pyeloplasty. J Urol. 2011;186:1663–1667. doi:10.1016/j.juro.2011.04.019.

机器人辅助腹腔镜儿童膀胱扩大术

9.1 引言

膀胱扩大术一直是治疗儿童膀胱功能障碍的主要方法，通常采用开放手术。各种自体材料被应用于膀胱扩大术，包括胃、小肠和结肠，但是开放回肠膀胱扩大术仍是最常用的术式。

近些年，微创技术尤其是机器人辅助微创手术深受泌尿外科医生的喜爱。第一例腹腔镜下阑尾膀胱造口术（APV）于 1993 年报道，术中先是腹腔镜下游离阑尾和盲肠，之后取耻骨上横行切口行阑尾膀胱造口术（APV）。2004 年，机器人辅助腔镜下阑尾膀胱造口术（RALMA）被报道；2008 年，完全机器人辅助腔镜下回肠膀胱扩大术伴阑尾膀胱造口术（RALIMA）被报道。由于膀胱扩大术（AC）和阑尾膀胱造口术（APV）的复杂性，微创技术的应用率较低。其他应用障碍包括开放手术的传统倾向性，缺乏儿童泌尿外科机器人手术的标准训练。然而，近些年越来越多的报道显示机器人辅助腔镜下 RALMA 和 RALIMA 手术的安全性和有效性，作为传统开放手术的替代是可行的。本章节综述了我们 RALIMA 手术的经验，包括患者选择、术前检查、详细的手术技术、并发症和预后。

9.2 患者选择和术前检查

儿童下尿路重建包括各种手术，有阑尾膀胱造口术（APV）、膀胱扩大术（AC）、膀胱颈闭合术（BNC）和膀胱颈重建术（BRR）。不同术式组合的选择是由患儿的临床特点和手术干预的指征决定的。神经源性膀胱是多数需要下尿路重建患儿的基础病，主要继发于脊髓脊膜膨出，脊髓栓系或其他神经源性疾病。小容量和低顺应性是主要的膀胱功能障碍，可以引起上尿路功能损害和尿失禁，而尿失禁对患儿融入社会影响很大。可以先尝试应用药物治疗，暂时的耻骨上膀胱置管引流，经皮膀胱造口和清洁间歇导尿，而患儿对保守治疗效果不佳或需要更多确切治疗是手术的指征。手术治疗的目标是保护上尿路功能和达到控尿的目的。

选择机器人手术还是开放手术取决于手

术医生的喜好、患者的选择及患者自身的特点。有过多次重建手术史的患者由于粘连和解剖复杂，可能更适合开放手术。长期坐轮椅的患者会出现明显的脊柱侧后突，这对机器人手术时打孔及建立气腹是一个挑战，因此对这类患者，只有手术技术比较熟练的医生才可以尝试。

术前需行尿动力学检查评估膀胱和膀胱颈功能，膀胱造影和 B 超观察上尿路情况，核素扫描评价肾瘢痕和分肾功能。如果患者膀胱容量和顺应性良好，但是需要一个便于清洁间歇导尿 CIC 的插管通道，则可以仅行尿流改道而不做膀胱扩大。对于膀胱容量小和低顺应性的患者，可行膀胱扩大术和尿流改道，如果患者或看护人愿意经尿道行清洁间歇导尿 CIC，则可以仅行膀胱扩大术。我们建议患者和看护人在术前先跟一个技术熟练的护士学习清洁间歇导尿 CIC。

术前在平卧位和站立位设计好阑尾膀胱造口（APV）的体表位置，以便于插管。对行动自如的患儿，笔者倾向于将造口放在右髂窝，对于长期坐轮椅的患儿可放在脐窝。但是最终决定常取决于阑尾系膜情况。

患儿术前可继续正常的肠道管理和饮食。笔者之前的研究显示，行开放膀胱扩大手术的患儿，术前是否进行肠道准备和灌肠对住院时间和并发症并无影响，鉴于此，我们并不行额外的肠道准备。

我们建议对接机器人之前先行诊断性腹腔镜探查，尤其对既往行脑室腹腔分流术的患儿，我们发现这些患儿的阑尾经常是闭锁的，且系膜情况较差。如果存在瘢痕和阑尾

位置异常（如肝下或结肠后），运用机器人游离阑尾很有挑战性，所以这部分需要使用腹腔镜来操作。

9.3　技术问题

文献报道了各种机器人辅助下腹腔镜阑尾膀胱造口（RALMA）和机器人辅助下腹腔镜回肠膀胱扩大伴阑尾膀胱造口（RALIMA）的手术技术。下面我们总结了这些技术的详细方法。表 9-1 列举了临床上可能遇到的问题和处理方法。

表 9-1　临床上可能遇到的问题和处理方法（经 Murthy 等人许可）

可能遇到的问题	处理方法
肥胖	熟练后应用适合肥胖患者的 trocar
脊柱侧后突	如果脐与耻骨之间距离过短，将镜头孔移至脐上
既往行脑室腹腔分流术	诊断性腹腔镜检查
	如果存在粘连先松解粘连
	将分流管置于 Endopouch 袋内降低感染风险
	阑尾经常见于肝下间隙
阑尾短	应用盲肠瓣作为 ACE 通道
回肠系膜短	为了更好地辨认血管，分离系膜时自对系膜缘开始游离回肠
系膜脂肪多	降低 Trendelenburg 体位角度使回肠袢进入盆腔
系膜扭转	回肠袢远近端缝合牵引固定线，密切观察有无系膜扭转
	对于阑尾，可于近端对系膜缘缝合牵引固定线
膀胱颈闭合	对接机器人之前，应用腹腔镜自胃大弯处游离大网膜以覆盖膀胱颈口

9.3.1　患者体位及打孔位置

患者取截石位，头低脚高倾斜 10°～20°，由于手术时间较长，在所有承受压力的位置放置棉垫。常规消毒铺巾，部分患者先经膀胱镜向双侧输尿管内置双 J 管，以便于膀胱扩大时辨认输尿管开口。经验丰富的外科医生可以不置双 J 管，但是熟悉这一步骤对正确辨认解剖结构是有帮助的。我们不常规置双 J 管。

打孔时可以置双腔尿管减压膀胱，助手也可以使膀胱充盈。置 Trocar 前可以置胃管行胃肠减压。应用开放 Hasson 技术将 12mm 镜头孔置于脐上，距耻骨联合约 12cm。直视下在平脐两侧锁骨中线水平分别置 8mm 机器人 Trocar。左上腹置辅助孔，可以帮助牵拉和进出缝合针线。第 3 个机器人 Trocar 置于右侧腋前线。机器人置于患者两腿之间。图 9–1 显示了患者体位及打孔位置。如果存在脑室腹腔分流管，我们建议将分流管置于袋内，然后放在肝下间隙以避免污染。

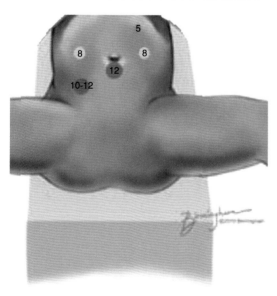

图 9-1　患者体位及打孔位置（经 Gundeti 等人许可）

我们也将术前抗生素应用指征放宽，包括应用万古霉素。

9.3.2　游离阑尾

首先辨认阑尾，然后用尺子确定阑尾长度是否足够。将阑尾自盲肠分离（图 9–2），3-0 可吸收缝线缝合 2 层关闭盲肠缺口。如果计划构建一个顺行结肠灌洗（ACE）通道，可以将近端 1cm 阑尾留于盲肠，或切取一个带蒂盲肠瓣，完成顺行结肠灌洗 ACE 通道后再将盲肠缺口关闭。

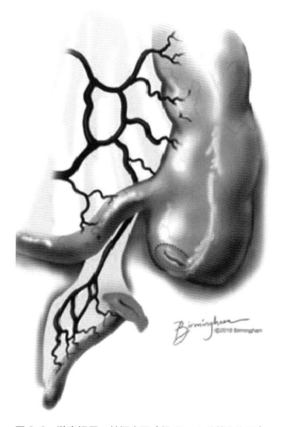

图 9-2　游离阑尾，关闭盲肠（经 Gundeti 等人许可）

9.3.3　游离回肠袢和肠吻合

距回盲部约 20cm 量取一段 20cm 回肠。先经皮缝合牵引有助于固定肠管，便于之后的肠管长度测量、系膜分离和肠吻合。助手将一枚带 2-0 丝线的直针穿经腹壁，缝合到拟截取肠管一端的浆肌层，之后再穿出腹壁，如法在肠管另一端置一牵引线。应用单极剪刀将拟截取肠段两端横断，应用超声刀处理系膜以避免出血。全层连续缝合重建肠管连续性（图 9–3）。对儿童我们应用 5-0 PDS- Ⅱ 线，对青少年和成年人则应用 4-0 PDS- Ⅱ 线。肠吻合时机器人第 3 臂可以帮助牵拉和固定，但根据我们的经验，患者必须高于 152cm 才适合打这个辅助孔。最后关闭系膜裂孔。

9.3.4 关闭膀胱颈口

对于有指征的患者，膀胱扩大时可同时行膀胱颈闭合（BNC）。膀胱颈闭合（BNC）需要先游离膀胱和松解耻骨前列腺韧带或耻骨膀胱韧带。牵拉尿管有助于辨认膀胱颈。缝合结扎耻骨后静脉丛，之后游离膀胱颈。横断膀胱颈时需要注意远离输尿管开口。4-0 可吸收缝线缝合两层关闭膀胱颈口。对接机器人之前，如果闭合膀胱颈需要多缝合一层，可以通过腹腔镜游离大网膜以覆盖膀胱颈口。

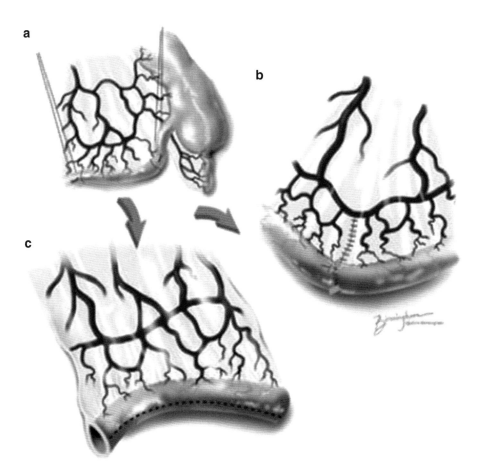

图 9–3　游离回肠袢，包括缝合盲肠牵引线（a），回肠对端吻合和关闭系膜裂孔（b），游离 20cm 回肠袢（c）（经 Gundeti 等人许可）

9.3.5　膀胱颈重建和放置吊带

对于存在尿失禁需要行膀胱颈口手术的患者，膀胱颈重建（BNR）和放置吊带可以作为膀胱颈闭合（BNC）的替代治疗。本文描述的技术是模仿 Leadbetter/Mitchell 膀胱颈重建（BNR）术。吊带为一条 10cm×1cm Tutoplast 人工筋膜，用 3-0 PDS Ⅱ 线将两个 2.5cm 打隧道装置缝合固定于吊带上。在膀胱后方腹膜做新月形切口，将膀胱与直肠或阴道分离。打开膀胱顶的腹膜，游离耻骨后间隙。解剖直肠膀胱间隙或子宫膀胱间隙，将隧道装置绕过后方至膀胱颈两侧的耻骨后间隙。

缝合结扎耻骨后静脉丛，自前方打开膀胱颈，将后尿道和膀胱颈去顶至输尿管间嵴水平。将双腔尿管更换为 F5 营养管，应用 5-0 PDS Ⅱ 和 4-0 PDS Ⅱ 连续缝合将尿道重新成管。自 F5 营养管向膀胱注入盐水确保没有漏尿。同开放 Leadbetter/Mitchell 膀胱颈重建（BNR）术一样，为保护膀胱容量，保留 3～4cm 膀胱不被切开。

膀胱颈重建（BNR）完成后，解剖尿道侧方以辨认隧道装置，将吊带紧紧围绕尿道 360°。去除隧道装置，用 6 枚螺钉将吊带固定于耻骨。

9.3.6　逼尿肌切开和阑尾膀胱造口

自双腔尿管向膀胱内注入 60ml 盐水，在膀胱顶沿着冠状面方向将膀胱逼尿肌切开 4cm。膀胱壁通常较厚，且富于血管，单极剪刀或超声刀有助于控制出血。打开膀胱后可以发现预置的输尿管支架管，并确认切

口远离输尿管。如果仅计划做阑尾膀胱造口（APV），可以将阑尾吻合于膀胱前壁。如果同时做 APV 和 AC，需要将阑尾吻合于后壁。在膀胱后壁做一个小切口，并将阑尾远端经切口牵入膀胱内。如果造口计划在脐部，在膀胱中线做切口。如果造口放在右髂窝，在膀胱右后壁做切口。在膀胱内做一个黏膜和肌层之间的隧道，至少 4cm 长。将阑尾远端 1cm 切除并裁剪成匙状，以形成足够宽的开口。阑尾腔置 F8 营养管，5-0 PDS Ⅱ 连续缝合完成阑尾膀胱吻合。阑尾置于黏膜下隧道，4-0 可吸收缝线连续缝合关闭阑尾上方的肌层和黏膜。将近端阑尾与逼尿肌缝合固定，以防止阑尾在隧道内移动。5-0 PDS Ⅱ 将 F8 营养管缝合固定于膀胱黏膜。最终的外形如图 9-4。

9.3.7　回肠膀胱吻合和放置耻骨上膀胱造瘘管

在膀胱切口外置 F18 耻骨上膀胱造瘘

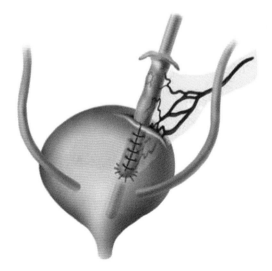

图 9-4　已完成的阑尾膀胱造口和逼尿肌折叠缝合（经 Gundeti 等人许可）

管，荷包缝合固定造瘘管。对于实施膀胱颈口闭合的患者，需要多放置一根膀胱造瘘管，便于术后更好地引流尿液。

沿对系膜缘切开之前游离的肠管，注意避免系膜扭转。将肠补片与切开的膀胱吻合，可自补片的后角开始与对应的膀胱切缘缝合。2-0 可吸收缝线连续缝合后缘，之后再缝合前缘（图 9–5）。吻合完成后，自尿管注入盐水使膀胱充盈，确保无漏尿。膀胱扩大完成后如图 9–6 所示。

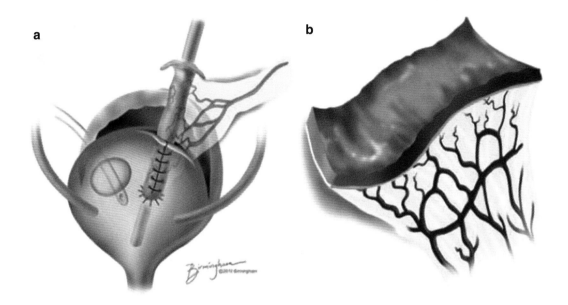

图 9–5　冠状面切开膀胱（a），回肠对系膜缘去管化（b）（经 Gundeti 等人许可）

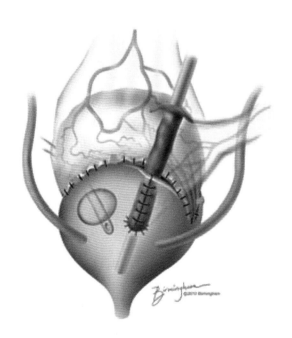

图 9–6　已完成的回肠膀胱扩大和阑尾膀胱造口（经 Gundeti 等人许可）

9.3.8 完成造口和顺性结肠灌洗通道，关闭腹壁孔道

对于行顺性结肠灌洗通道（ACE）的患儿，可先于阑尾残端或盲肠瓣缝一针牵引线，然后牵引至腹壁右下腹 trocar 孔道。根据外科医生喜好可建立相应皮瓣（V，VQ，VQZ 技术），3-0 PDS Ⅱ 缝合固定造口。笔者喜欢 VQZ 皮瓣，术后可获得理想的外观和功能。应用相似的技术可将 APV 造口固定于脐部或其他部位。

最后检查腹腔有无出血，去除 trocar 和机器人装置。关闭穿刺孔，缝合皮肤。

9.4　术后处理

患者术后需要住院监测病情，出院指征包括无明显疼痛、可自主活动、能耐受普通饮食、患者及家属能护理引流管。术后 48h 内可静脉应用酮咯酸控制疼痛，之后改为口服苯丙酸类非甾体抗炎药和对乙酰氨基酚。我们努力限制麻醉药的应用以避免相关肠梗阻的发生，但必要时仍需静脉应用吗啡。仅行 RALMA 的患者术后即可开始清淡流质饮食，行 RALIMA 的患者术后第一天开始清淡流质饮食，之后根据耐受情况可逐渐增加饮食。存在便秘的患者可继续之前的肠道管理。我们的术后管理方法总结见表 9–2。

耻骨上膀胱造瘘管维持重力引流，应用透气胶膜将 APV 通道内的 F8 支架管固定于原位。术后 4 周去除 APV 内的支架管，指导患者和家属行清洁间歇导尿。继续留置耻骨上造瘘管 1 周或更长时间，直到可熟练完成 CIC 为止。术后行肾脏 B 超以评估上

表 9-2　术后处理和常规随访总结

术后处理
静脉应用酮咯酸 48h
对乙酰氨基酚
早期进食：RALMA 术后当天常规饮食，RALIMA 术后 1 天进食
家庭肠道管理
出院指征
耐受普通饮食
无明显疼痛
自主活动
患者及家属可护理引流管
引流
APV 中 F8 营养管固定于皮肤 4 周
SP 管和双腔尿管重力引流 4 周
术后 4 周，去除 APV 支架管，夹闭 SP 管；开始 CIC
如果可顺利进行 CIC，1 周后去除 SP 管
随访
术后 2 ～ 3 个月肾脏超声评估上尿路情况

注：APV—阑尾膀胱造口；SP—耻骨上；CIC—清洁间歇导尿。

尿路情况。

9.5　并发症

除了放置 trocar 的潜在并发症，腹腔镜手术与开放手术行膀胱扩大术的术后并发症是类似的。这些并发症已被描述，主要与放置 trocar 时腹膜内和腹膜后器官的损伤有关。我们应用开放 Hasson 技术建立镜头孔，之后在直视下放置其他 trocar，已经把相关并发症降到最低。对于发生并发症高风险的患者，如肥胖、脊柱侧后突或多次腹部手术的患者，这种方法尤其重要。无论开放手术还是腹腔镜手术，是否同时行膀胱扩大、阑尾膀胱造口的近远期并发症都是相似的。目前专业中心完成的 RALMA 和 RALIMA

例数较少，并发症数据有限，因此与标准的开放手术相比较有困难。但是，初步数据显示机器人手术有很好的前景。

膀胱扩大术本身的并发症很少见，包括肠瘘、尿漏、膀胱穿孔。文献报道在开放手术行膀胱扩大的患者中，这些并发症的发生率为2.9%～7.8%。在行RALMA和RALIMA的患者中，这些并发症尚未见报道，可能是由于并发症发生率较低和报道的例数较少的缘故。膀胱结石是膀胱扩大术后的一个常见并发症，但这并不是技术性并发症，而是由于膀胱分泌黏液和尿液沉积的原因。开放手术和腹腔镜手术膀胱结石的发生率类似，为17%～36%。

建立插管通道相关的并发症包括造口狭窄和通道狭窄。文献报道在开放手术中，造口并发症（狭窄或脱垂）发生率为5%～10%，而在一项迄今为止行RALMA最大例数（20例）的报道中，造口并发症发生率为16.7%。在开放手术中，通道狭窄的发生率为3.4%～6%，而在机器人手术中尚未见报道。

腹腔粘连和小肠梗阻是任何对腹腔有干扰的手术都可能会出现的并发症。文献报道开放手术膀胱扩大后小肠梗阻的远期发生率较低，为3.4%～10.3%。尽管存在理论上的风险，目前尚未见文献报道RALMA和RALIMA术后出现小肠梗阻。在一项以猪为模型的动物实验中，机器人回肠膀胱扩大术后腹腔粘连发生率明显低于开放手术。这可以解释为什么迄今未见文献报道RALIMA术后出现小肠梗阻。

以上数据显示开放手术与机器人手术膀胱扩大术后的并发症发生率无明显差别。

9.6　结果

保护患者肾功能最重要的是增加膀胱容量和顺应性。尽管不是随机对照，回顾性病例对照研究显示机器人膀胱扩大术后膀胱容量明显大于开放手术，15例行RALIMA与13例开放手术患者比较，术后膀胱容量分别为400ml和225ml。然而，机器人手术组术前膀胱容量也大于开放手术组，膀胱容量增大的比例则没有差别。这些数据显示机器人手术与开放手术比较，在增大膀胱容量方面至少是相等的。

插管通道的尿控是很重要的功能。大量数据显示开放手术的尿控比例为91.1%～98%。机器人手术的数据较少，但是结果让人振奋，尿控比例为90%～94.4%。

是否需要手术修整也是一个很重要的结局指标，两种手术方法似乎是相同的。开放手术患者中16%～17%需要手术修整，而机器人手术中10%～11%需要手术修整。

9.7　讨论

微创机器人手术行膀胱扩大仍处于早期阶段，目前只能在拥有丰富机器人手术经验的专业中心可以完成。然而，已有的数据确实显示机器人手术安全有效。考虑到目前行RALIMA手术的样本量较小，需要进一步研究确定最初的结果可被重复。

缩短住院时间，减轻术后疼痛及加快正常活动的恢复都是机器人手术预想的优点。

笔者行 RALIMA 手术的研究显示住院时间明显缩短（6d vs 8d），麻醉镇痛药的应用无差别。然而，平均手术时间明显长于开放手术组（623min vs 287min）。无疑这个手术的学习曲线很陡峭，我们希望随着手术经验增多，手术时间将会缩短。尚需要进一步研究评估机器人手术相较于开放手术的优势。

结论

治疗需要膀胱扩大的儿童神经源性膀胱患者，由机器人手术经验丰富的外科医生行 RALIMA 是安全有效的。

参考文献

1. Biers SM, Venn SN, Greenwell TJ. The past, present and future of augmentation cystoplasty. BJU Int. 2012;109(9):1280–1293.
2. Jordan GH, Winslow BH. Laparoscopically assisted continent catheterizable cutaneous appendicovesicostomy. J Endourol Soc. 1993;7(6):517–520.
3. Pedraza R, Weiser A, Franco I. Laparoscopic appendicovesicostomy (Mitrofanoff procedure) in a child using the da Vinci robotic system. J Urol. 2004;171(4):1652–1653.
4. Gundeti MS, Eng MK, Reynolds WS, et al. Pediatric robotic-assisted laparoscopic augmentation ileocystoplasty and Mitrofanoff Appendicovesicostomy: complete intracorporeal—initial case report. Urology. 2008;72(5):1144–1147.
5. Nguyen HT, Passerotti CC, Penna FJ, et al. Robotic assisted laparoscopic Mitrofanoff Appendicovesicostomy: preliminary experience in a pediatric population. J Urol. 2009;182(4):1528–1534.
6. Murthy P, Cohn JA, Selig RB, et al. Robot-assisted laparoscopic augmentation ileocystoplasty and Mitrofanoff Appendicovesicostomy in children: updated interim results. Eur Urol. 2015;68(6):1069–1075.
7. Adams MC, Joseph DB. Urinary tract reconstruction in children. In: Wein AJ, editor. Campbell-walsh urology. 10th ed. Philadelphia: Elsevier Saunders; 2012.
8. Gundeti MS, Godbole PP, Wilcox DT. Is bowel preparation required before cystoplasty in children? J Urol. 2006;176(4):1574–1577.
9. Storm DW, Fulmer BR, Sumfest JM. Laparoscopic robot-assisted Appendicovesicostomy: an initial experience. J Endourol. 2007;21(9):1015–1018.
10. Gundeti MS, Acharya SS, Zagaja GP, et al. Paediatric robotic-assisted laparoscopic augmentation ileocystoplasty and Mitrofanoff appendicovesicostomy (RALIMA): feasibility of and initial experience with the University of Chicago technique: RALIMA: feasibility and initial experience. BJU Int. 2011; 107(6):962–969.
11. Famakinwa OJ, Rosen AM, Gundeti MS. Robot-assisted laparoscopic Mitrofanoff Appendicovesicostomy technique and outcomes of extravesical and intravesical approaches. Eur Urol. 2013;64(5):831–836.
12. Cohen AJ, Pariser JJ, Anderson BB, et al. The robotic Appendicovesicostomy and bladder augmentation. Urol Clin North Am. 2015;42(1):121–130.
13. Wille MA, Zagaja GP, Shalhav AL, et al. Continence outcomes in patients undergoing robotic assisted laparoscopic Mitrofanoff Appendicovesicostomy. J Urol. 2011;185(4):1438–1443.
14. Bagrodia A, Gargollo P. Robot-assisted bladder neck reconstruction, bladder neck sling, and Appendicovesicostomy in children: descriptionof technique and initial results. J Endourol. 2011;25(8): 1299–1305.
15. Chang C, Steinberg Z, Shah A, et al. Patient positioning and port placement for robot-assisted surgery. J Endourol. 2014;28(6):631–638.
16. Marchetti PE, Razmaria AA, Zagaja GP, et al. Management of the ventriculo-peritoneal shunt in pediatric patients during robot-assisted laparoscopic urologic procedures. J Endourol. 2011;25(2):225–229.
17. Landau EH, Gofrit ON, Cipele H, et al. Superiority of the VQZ over the tubularized skin flap and the umbilicus for continent abdominal stoma in children. J Urol. 2008;180(4):1761–1766.
18. Ost M, Raju G. Complications of laparoscopic and robotic surgery in pediatrics. In: Wetter PA, editor. Prevention and management of laparoendoscopic surgical complications. 2012, 3rd ed. Miami: JLS.
19. Schlomer BJ, Copp HL. Cumulative incidence of outcomes and urologic procedures after augmentation cystoplasty. J Pediatr Urol. 2014;10(6):1043–1050.
20. Flood HD, Malhotra SJ, O'Connell HE, et al. Long-term results and complications using augmentation cystoplasty in reconstructive urology. Neurourol Urodyn. 1995;14(4):297–309.
21. Gurung PMS, Attar KH, Abdul-Rahman A, et al. Long-term outcomes of augmentation ileocystoplasty in patients with spinal cord injury: a minimum of 10 years of follow-up: AIC OUTCOMES IN PATIENTS WITH SCI. BJU Int. 2012;109(8):1236–1242.
22. Welk BK, Afshar K, Rapoport D, et al. Complications of the catheterizable channel following continent urinary diversion: their nature and timing. J Urol. 2008;180(4):1856–1860.
23. Harris CF, Cooper CS, Hutcheson JC, et al.

Appendicovesicostomy: the mitrofanoff procedure- a 15-year perspective. J Urol. 2000;163(6):1922–1926.

24. Süzer O, Vates TS, Freedman AL, et al. Results of the Mitrofanoff procedure in urinary tract reconstruction in children. Br J Urol. 1997;79(2):279–282.

25. Razmaria AA, Marchetti PE, Prasad SM, et al. Does robot-assisted laparoscopic ileocystoplasty (RALI) reduce peritoneal adhesions compared with open surgery?: adhesion formation after cystoplasty in a porcine model. BJU Int. 2014;113(3):468–475.

第 10 章

机器人辅助腔镜儿童肾切除术和肾部分切除术

10.1 引言

开放手术是目前儿童肾切除术和肾部分切除术的黄金标准。尽管具有手术时间短及良好的长期疗效，但开放手术可能增加住院时间和术后并发症的发生。开放手术通常需要大剂量麻醉药处理术后疼痛，增加了难治性疼痛和便秘等并发症的发生，这可能会导致二次入院率的增加。腹腔镜手术为肾切除术和肾部分切除术提供了另一种替代方法，腹腔镜手术与传统开放手术相比具有痛苦少、住院时间短、恢复快等优点。但是腹腔镜手术需要更高的操作技术，与开放手术相比具有术中风险高、手术时间长、花费高等缺点。

达芬奇手术系统于 2000 年经美国食品药品监督管理局批准上市，其为降低腹腔镜技术需求提供了一种手段。机器人系统可提供一个三维的、稳定的可视化手术视野，消除了与传统腹腔镜相关的抽象化操作，并实现了对腹腔镜器械的精细控制。然而，与开放术式和传统的腹腔镜方法相比，它需要昂贵的设备（仪器成本）。机器人辅助腹腔镜手术（RALS）的支持者们认识到它在降低腹腔镜手术技术复杂性方面的优点，并将其应用于更复杂的手术中。机器人技术迅速在成人泌尿外科中得到了应用，而在儿童患者中的应用却远远落后。受制于高昂的手术费用，尚不能确定机器人辅助腹腔镜手术能否成为儿童肾切除的标准术式。相比之下，对技术复杂程度较高的儿童肾部分切除手术来说，RALS 可能成为治疗的黄金标准。

10.2 适应证

肾切除术和肾部分切除术的适应证通常指良性疾病而不是恶性肿瘤。阻塞（如肾盂输尿管交界处或输尿管膀胱交界处）、膀胱输尿管反流、多囊性畸形和反复尿路感染（来自肾盂肾炎的特异性感染）可能导致肾功能不全或因肾功能功能不全可能导致高血压和大量蛋白尿。一般认为，肾图检查如提示分肾功能 <10%，则患侧肾脏应被切除。在确定重复肾应该移除还是重建时，对于所需的肾功能阈值尚无共识。更常见的情况

是，最终决定是建立在肾实质在超声中的显像和在上极和下极之间的不同肾功能基础之上的。

开放手术、传统腹腔镜手术及 RALS 三种术式相比，选择哪种术式，取决于许多因素，如患者 / 父母意愿，每种术式的优势与相对风险的评估，外科医生的临床经验和倾向、仪器和装备的可用性、费用 / 保险范围、时间以及训练助手和操作人员的可及性。当选择一个微创手术入路，人们肯定会对比传统腹腔镜手术和 RALS 的优点和缺点。RALS 的主要优点包括手术操作简单、显露和缝合精准；在腔镜器械下操作机械手臂的实时运动更加灵活，可提供一个放大的三维视图。其他优点包括消除震颤、增加仪器的末端的运动范围、提高外科医生的人体工程学水平。就像传统的腹腔手术一样，由于 RALS 操作的微型化以及精准化，符合微创理念，具有切口小、出血少、痛苦少、住院时间短、康复快等优点。

10.3 仪器设备

随着美国航空航天局和美国军队研制的远程成像机器的发展改进，达芬奇系统成为最常用的设备，其有 3 个组成部分：装有 1 个双光源和 2 个高清摄像头的成像系统，1 个主控台，安装有 3 个仪器臂和镜头臂的可移动床旁机械臂系统。镜头臂包含双摄像头，产生三维图像。主控台的组成有：①产生真正的三维图像的图像处理计算机；②外科医生观看图像的屏幕；③控制电凝器械、相机对焦和仪器臂离合器的脚踏板；④用于在患者一侧控制机械手臂完成操作的主控抓柄。这些仪器是电缆驱动的，提供 7 个自由度，模仿外科医生的手、手腕和手臂的自然动作，就是这些仪器的尖端控制手柄延伸，使外科医生有身临其境的感觉。在术者控制台的上方系统可显示三维图像。

在肾切除术或肾部分切除术时，术中使用的器械数量非常有限。可以使用分离钳进行解剖分离，如 DeBakey 钳或 ProGrasp 钳，也可能使用烧灼器械，如单极剪刀或电凝钩。在进行肾部分切除术时，采用 Harmonic 剪切除无功能肾单位可以避免术中大出血。因为在大多数情况下，无功能肾单位的血供是减少的，一个 5mm 的血管夹足以用来结扎肾血管。结扎和缝扎很少应用。把标本放在腹腔镜标本袋中，便于将切除组织完好无损地通过脐孔取出。

10.4 手术方式

在腹腔镜手术入路方面，是选择经腹膜入路还是腹膜后入路存在着很多争论。这两种入路的优缺点对比见表 10-1。在大多数情况下，外科医生的偏爱是外科手术入路方式选择的决定因素。

10.5 准备

对所有患者都需要进行全面的临床评估，对手术方式的选择、预期的治疗结果和可能的并发症进行讨论。除非有凝血障碍病史，否则术前通常不需要备血，但这应该由主刀医生的喜好、经验和习惯决定。在大多数情况下，术前不需要进行肠道准备。然

表 10-1　经腹膜入路和腹膜后入路的优缺点

入路	优点	缺点
经腹膜入路	熟悉解剖结构 手术操作空间大 尤其适用于儿童 可以同时进行膀胱内输尿管再植术	腹腔内粘连
腹膜后入路	离肾较近 减少腹膜受累的风险 减少相关并发症的发生如尿漏、感染和肿瘤播种 减少对周围器官如肝、脾、肠的损伤；容易显露肾门（由于肾脏随着重力向前下降） 后方的输尿管和骨盆更容易分离；理论上可减少术后腹腔内粘连，易转化为腰背入路方法	操作空间有限 解剖学结构不熟悉 不能在没有腹股沟辅助切口的情况下行输尿管全切除术 存在腹膜撕裂转换为开放手术的风险 用于建立腹膜后空间的气囊破裂，需要仔细地修补碎裂的片段

注：由 Freilich DA 和 Nguyen HT 修订。Robotic-Assisted Laparoscopic heminephrectomy in Current Clinical Urology: Pediatric Robotic Urology. Editor Palmer JS. 2009. Chapter 10: page 137－172. Humana Press, NY.

而，手术前一天晚上灌肠减轻结肠压力有利于手术的进行，尤其适用于腹部空间较小的儿童。对于术前焦虑的患者，可在手术前给予适当剂量的抗焦虑药。在重复肾病例中，由于严重扩张的病变输尿管在鉴别正常输尿管时可以充分发挥作用，所以在采用 RALS 行肾部分切除术时，术前通常不需要置入输尿管支架来确定正常输尿管。

10.6　体位

手术过程中最重要的是选择合适体位，防止患者在手术过程中意外受伤，同时让机器人操作器械置入最佳的工作位置发挥作用。气管插管麻醉成功后，导尿，患者取侧卧位于手术台边缘且在垂直平面上旋转约 45°。这将有助于防止机械臂与手术床相撞。

有些外科医生更喜欢用体位垫协助固定患者的体位，有些外科医生则倾向于使用硅胶垫。在患者从运输床上移动到手术台前应该把体位垫放好，体位垫的上缘应位于患者颈部的下方。下面的手臂放置在托手板上，在压力点上填充棉垫或硅胶垫。患者上方的手臂用适当的棉垫沿着身体的一侧进行固定。如果把上面的手臂像平卧位时置于胸前，可能阻碍机器设备置入肩部适当的操作位置，应在没有挤压身体的前提下获得足够的移动范围。上面的腿伸直，两腿之间应当垫棉垫防止压力造成的损伤。这种体位有助于稳定下肢在横卧位。最好用安全带或大的编织带固定肩部、骨盆和下肢，防止术中体位发生移动；如果使用体位垫，应该放气来固定患者的体位，实现了正确的定位后使其充气膨胀（图 10-1）。

婴幼儿的头部占据身体重量的很大一部分。因此，头部也应该用布带固定在手术台上防止其在手术过程中移动。麻醉用具和能量电缆应与患者保持距离，避免停留在暴露的皮肤上。最后，一些外科医生更喜欢提高

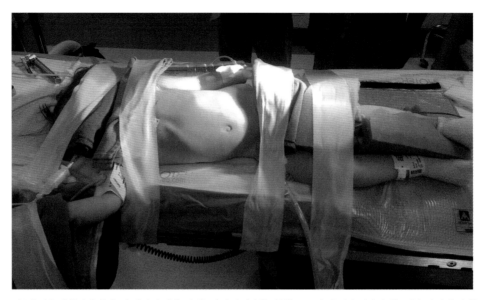

图 10-1　经腹腔入路的患者体位。行左肾部分切除术，患者向右侧倾斜约 45°。左上肢紧贴在身体一侧。安全约束带固定头、肩、骨盆和下肢，以防手术床倾斜时患者移位

肾脏位置来增加操作灵活性及更好地显露视野。虽然，在开放外科手术中这可能有助于显露术野，但是对于腹腔镜手术来说，其影响较小。

10.7　经腹腔入路切口设计

在大多数儿科病例中，RALS 可以通过一个内镜切口和两个操作器械切口完成肾切除术或肾部分切除术。一个额外的 5mm 辅助切口可能有助于缝线和血管夹的通过。目前有两种尺寸的腹腔镜：直径 8.5mm 和 12mm；两种尺寸的机器人器械：5mm 和 8mm。5mm 腹腔镜因不能提供三维图像已经被淘汰。

通常认为较小尺寸的腹腔镜及操作器械更适合应用于儿科患儿。然而实际上，12mm 的腹腔镜和 8mm 的仪器有更多的优势，直径的 12mm 腹腔镜与直径 8mm 的腹腔镜相比，照明组件更加明亮，而且适用于 12mm 腹腔镜的手术切口更利于切除肾单位的移除。此外，与 5mm 仪器相比，8mm 操作器械可选种类更多，最重要的是，电凝钳和超声刀可以用于止血。另外，由于配套器械的差异，5mm 操作器械需要更多的腹腔内配置器械，对儿科手术来说这是一个很重要的问题。笔者个人认为 8mm 器械不适合用于儿童患者。

患者准备好后，医生常规穿无菌手术衣，在脐周围做半月形切口。倾斜手术床，使患者尽可能地倾斜（仰卧位方向偏斜 45°）。这一方法将有助于直接进入腹腔。一些外科医生喜欢使用开放 Hasson 技术进入腹腔，而另一些人则用气腹针来建立气腹。常规设定气腹压力（在青少年中气腹压力为 12～14mmHg，在年龄较小的儿童中气腹压力为 10～12mmHg），通过腹腔镜在腹腔内

仔细检查，以确定是否有出血或意外的血管、肠道或器官损伤。直视下做辅助切口将操作器械置入。机器人操作切口首选圆形标记；将机器人手臂插入直径 8mm 切口，辅助器械置入 5mm 辅助切口。在切口处进行局部麻醉，然后在设计的圆形切口内进行皮肤切开。在直视下，用弯钳钝性分离筋膜，这种方法可以使切口大小与器械直径相契合，无需用缝线将器械固定于切口以防止其移位。

设计切口时，应考虑患者的年龄和体型大小。对于年龄较大的儿童，上端仪器切口（靠近头部）位于中线，距离腔镜切口大约 8cm（图 10-2）。下面器械切口以 30° 角（从中线旋转到受累肾脏）设计在锁骨中线上，距离腔镜切口 6cm。最后，根据患儿的大小，5mm 的辅助切口可以设计在上切口和腔镜切口之间，也可以设计于腔镜切口的中线以下（图 10-3）。对于更小的孩子，腔镜切口和仪器置入切口之间的距离可以减少 2～3cm。此外，如果腹部的宽度有限，下面的仪器置入切口可以靠近中线。需要注意的是，即使是最小的孩子，气腹建立后，也应该有足够的空间设计所有的置入机器人操作器械所需切口。所有切口准备好后，手术台应该向手术的另一边倾斜，以便肠道在腹腔内下降到合适位置，远离被操作的肾脏。机器人系统置于患者的肩部，将穿刺套管固定在机器人手臂上。将机械中心臂与肾脏的中段连接起来是至关重要的，可以通过移动机器人系统在腹腔镜直视下找到肾脏（图 10-4）。通过调整使机械人手臂处于操作的最佳位置，以发挥适当的功能（图 10-5）。特别是对年幼的儿童来说，需要将穿刺套管和机械手臂从腹壁向上和向外抬起，以最大限度地利用腹腔内的空间来进行器械操作（图 10-6）。

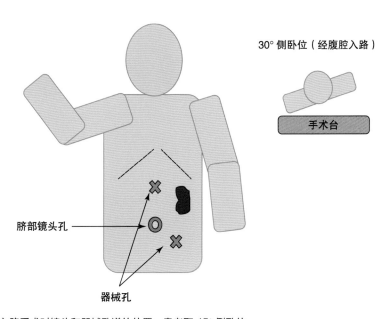

30° 侧卧位（经腹腔入路）

手术台

脐部镜头孔

器械孔

图 10-2　经腹腔入路手术时镜头和器械孔道的位置，患者取 45° 侧卧位

图 10-3　本例中，辅助孔置于器械
孔和镜头孔的中间

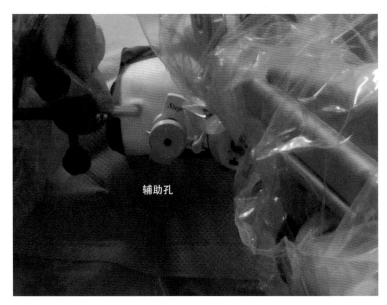

图 10-4　合理分配机器人系统，镜
头放在左侧以观察肾脏

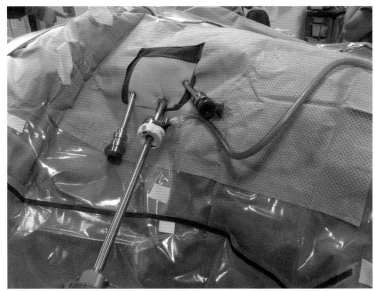

10.8　侧卧位和俯卧位腹膜后入路切口设计

在侧卧位腹膜后（RP）入路手术中，患者屈曲侧卧于手术台上，以利于最后一根肋骨和髂嵴之间的穿刺套管放置（图 10-7）。镜头孔切口位于第 12 肋下 3cm 处。沿着腰背部筋膜钝性分离肌肉直至肾筋膜。在切口

位置固定一根缝线，使它能够牵拉和遮挡皮肤，以增加腹膜后的操作空间。可以通过气体注入、球囊扩张器或钝指分离来建立工作空间。置入操作器械的第一个切口位于肋脊角，第二个切口位于腋前线髂嵴上 10mm。采用俯卧位 RP 入路时，患者应处于俯卧位（图 10-8）。腔镜切口位于髂嵴上方与锁骨后线交界处。置入操作器械的第一个切口位

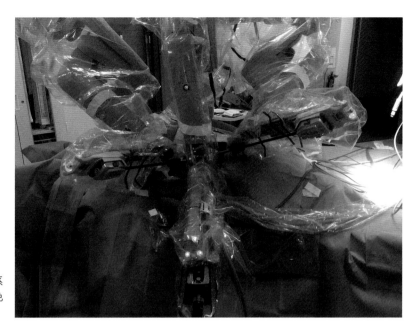

图 10-5　合理设置机器人系统，以获得最大工作空间，避免器械与镜头臂碰撞

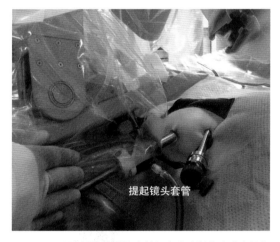

提起镜头套管

图 10-6　所有操作孔道抬高并远离腹壁以使腹腔内操作空间最大化

于竖脊肌和第 12 肋边缘的肋脊角上，第二个切口设计在髂嵴上，竖脊肌中间。

10.9　经腹腔入路手术方式

在施行肾切除术或肾部分切除术时，重要的是要最大限度地向患侧肾对侧倾斜手术台。这使得肠道由于重力作用而下降到腹腔的下方，从而增加了手术操作空间，避免机器人器械操作受到限制。首先游离出结肠脾曲（用于左肾手术）或肝曲（用于右肾手术），然后沿着 Toldt 线解剖分离至盆腔边缘，以便有效地移动结肠，使其远离肾脏。一些外科医生倾向于避开这个步骤，通过肠系膜窗口进行手术。由于周围的脂肪组织遮挡往往难以直接观察到肾蒂，一般情况下容易识别靠近盆腔边缘的输尿管，并以输尿管为标志，从下向上逐渐分离肾蒂。值得注意的是，要避免从肾脏侧面开始解剖分离，避免一开始就从侧腹壁取出肾脏。相反，为防止肾蒂翻动和模糊，应该最后取肾。

分离出输尿管，通过牵引输尿管有助于肾蒂周围的解剖分离以及肾动脉和肾静脉的识别。在施行肾部分切除术时，重要的是通过输尿管找到与之相应的肾单位。对于无功能的肾上极系统，应于周围组织中充分游离出上极输尿管并切断。输尿管残端通过下极肾蒂下方传递，从上面重新抓取输尿管残端

图 10-7　经腹膜后入路手术
时镜头和器械孔道的位置，患
者取侧卧位

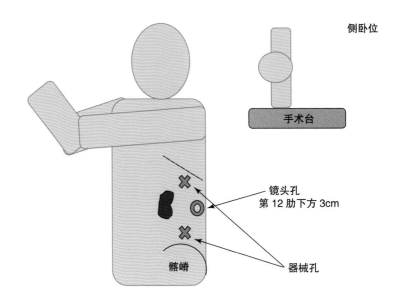

图 10-8　经腹膜后入路手术
时镜头和器械孔道的位置，患
者取俯卧位

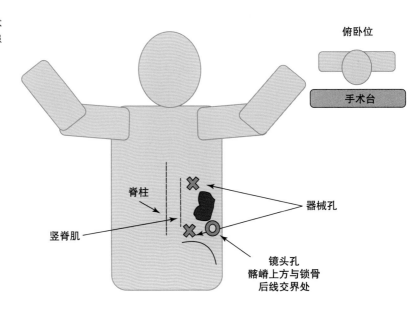

有助于上极肾蒂的解剖分离。结扎上极血管后，可通过 Harmonic 弯曲剪刀去除上极肾皮质，Harmonic 弯曲剪刀的使用有助于减少出血。应注意避免损伤下极集合系统。如果集合系统被破坏，可以利用机器人系统使用 Chromic 或者 Vicryl 可吸收缝线进行缝合修补操作。

在切除上极后，如果继续灼烧周围组织有可能破坏残留的功能正常的肾组织。此外，除了应用生物胶如纤维蛋白胶（个人经验），还可将肾周脂肪覆盖在该区域，这样可以有效减少术后尿性囊肿的发生。完成肾切除术或肾部分切除术后，应在低气腹压（约 5mmHg）下观察肾蒂，以确保无静脉出血。如果病理为膀胱输尿管反流，则应结扎残余的输尿管。如为远端梗阻性病变，则无需特别处理。

10.10　取出标本

一旦无功能肾单位从肾脏的功能部分移除，或者肾脏全部切除后，肾脏从肾蒂离断，彻底止血，机器人望远镜从 12mm 切口撤出，通过一个 8mm 的切口置入一个较小的腹腔镜。气腹管被连接到一个较小的操作器械端口。在直视下，通过 12mm 操作口将腹腔镜标本袋放入术区（图 10–9）。用钳子将切除组织放入标本袋（图 10–10）。关闭标本袋开口，通过 12mm 的切口移除标本袋（图 10–11）。

再一次检查手术区域，以确保没有对周围脏器造成损伤，已彻底止血。通过冲洗来检查小的出血区域，以及更加清楚地观察缝合钉的情况。检查评估完毕，没有需要解决的问题，从 12mm 切口位置撤出机器人手臂，机器人系统将被放回原位置。将较小的腹腔镜放回原位，在直视下取出剩余的套管，以确保没有其他部位出血。当所有器械都被安全地移除时，准备关闭切口，完成手术过程。

10.11　腹膜后入路手术方式

由于没有肠或器官覆盖，因此通过腹膜后入路很容易找到肾脏和输尿管。在肾盂前面可以找到肾蒂。应该切开输尿管以帮助肾脏手术。完成肾蒂结扎、离断出无功能肾段后，切除标本可通过较大的 12mm 腔镜切口取出。考虑到腹膜后的液体自我吸收能力较腹腔差，建议术中放置引流管。

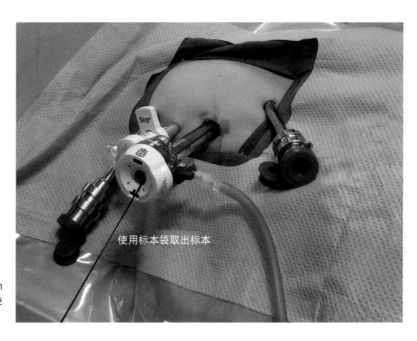

使用标本袋取出标本

图 10-9　标本袋通过 12mm 镜头孔放入。线留在外面以牵出标本袋

图 10-10　标本置于标本袋内

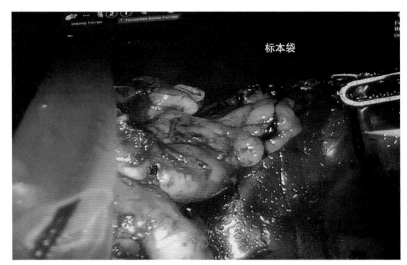

图 10-11　经脐部切口将标本袋取出

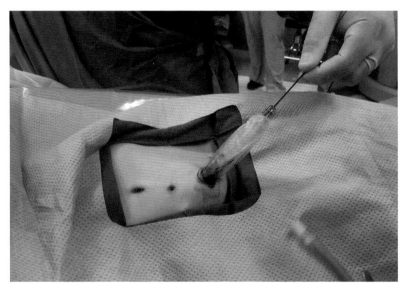

10.12　术后护理

在大多数情况下，即使是经腹腔入路也可以术后 4 小时恢复饮食。在处理术后疼痛时，为了减少肠梗阻发生的风险，应避免使用麻醉性镇痛药。相反，应该鼓励使用非甾体抗炎药，如酮咯酸、对乙酰氨基酚和布洛芬。尽早拔除导尿管（术后第一天晚上或术后第二天早上）有助于减少膀胱痉挛及利于早期活动。第二天是否复查血常规由外科医生决定，不是强制性的。患者在术后第一天如果饮食恢复可、无发热、无切口感染、自行排尿通畅，可准予出院。在某些情况下，例如单纯肾切除患者，可以考虑准予其当天出院。术后 1 个月进行超声检查随访，评估有无血肿或尿性囊肿等并发症发生以及对残余肾单位功能进行评估。

10.13　并发症

RALS 术式几乎没有特异性并发症。技术上存在的一些问题，如不可预测的机器人故障和仪器故障可能需要术中转为传统的腹腔镜手术或开放手术。任何方式的经腹入路腹腔镜手术，术中发生肠穿孔、套管或穿刺针造成的大血管损伤、烧灼器械造成的热损伤、脾或肝损伤和气胸等严重并发症的风险很小。尤其对于肾部分切除术，术后可能存在血肿、尿漏及继发感染相关并发症发生的风险。在大多数病例中，这些并发症是自限性的，不需要干预。然而，尿漏可能需要很长时间才能痊愈。可能发生残余肾单位的意外损伤，但出现的概率很小。

10.14　现有文献

大家已达成共识的 RALS 方法在儿童中的应用是安全的，与标准的腹腔镜方法相比，其具有更高效、更安全的优势。一篇最新发表的关于 RALS 肾切除术和肾部分切除术的文献综述表明，相对于成人广泛的研究文献，儿科人群的研究相对较少。目前，支持 RALS 是一种优于儿童腹腔镜或开放手术方式的观点还没有得到相关研究支持。然而，RALS 和传统的腹腔镜方法具有住院时间短（RALS 住院时间约 1 天）、出血少、术后痛苦小的优点；另一方面，RALS 也会面临手术费用的显著增加以及手术耗时增加的问题。

RALS 与常规腹腔镜手术相比，RALS 在肾盂成形术、输尿管再植术等重建手术中更具有优势，而 RALS 在肾切除术等切除术中的作用尚不清楚。然而，RALS 的使用可以作为一个学习过程，为施行更复杂的重建手术做准备。不可否认的是，腹腔镜下肾部分切除术与全肾切除术相比，具有更高的技术要求。因此，RALS 在肾切除术中得到了更广泛的应用，相关文献报道较前增加。

本文综述了 30 多篇关于儿童肾部分切除术的文献，并对其进行了分析。通过比较分析腹膜后经腹腔（TP）入路和腹膜后（RP）入路两种术式，由于经腹腔入路操作空间更大，更易完整切除输尿管，大多数外科医生选择经腹腔入路而不是腹膜后入路。对于需要全输尿管切除或小于一岁的患儿或儿童，经腹腔入路是最佳方法，因为其提供了更大的操作空间，在肾部分切除时，对功能肾单位的损害风险更小。一些研究者已经发现腹膜后入路手术视野狭小，不能够很好地对婴儿的肾蒂和远端输尿管进行观察。RP 方法适用于 2 岁以上儿童完全肾切除。

Castellan 等人研究了 48 例接受了 RAL 肾部分切除术的儿童，其中 32 例采用 TP 入路的患者中 3 例患儿出现了并发症，采用 RP 入路的 16 例患儿中 3 例出现了并发症；80% 的并发症发生在 1 岁以下的儿童。在 TP 入路中，这些并发症包括继发于横膈膜穿孔的气胸、术后需要药物治疗的高血压、复发性 UTI 需要切除 RALS 肾部分切除术后残留的输尿管残端。RP 入路中有 1 例患儿因术中出现腹膜撕裂需要中转为 TP 入路，但由于受累病变和前极血管瘢痕、术后尿漏、术后尿性囊肿等原因，转为开放手术。在另一项研究中，有 22 名儿童接受了 RP 入路肾部分切除术，其中上极 18 例，下极 4 例，Wallis 观察到相关的并发症包括由于腹膜撕裂而转为开放手术、无法形成足够的气腹空间来进行操作，术后尿瘘、血肿和发热。作者认为 RP 入路较 TP 入路更好，因为它更接近于开放手术方式。然而，TP 入路可能更适合于较小的儿童，因为它提供了更大的操作空间，并可能减少对剩余组织的损害。

在对 19 个儿童进行的随机研究中，Borzi 对 RALS 肾部分切除术中后路 RP 入路和侧 RP 入路的方法进行了研究。作者发现对于 5 岁及 5 岁以上的儿童，由于后路 RP 入路不能完整地切除输尿管，所以后路 RP 不如侧路 RP 有优势。然而，后路 RP 能更好地处理血管。

RALS 有很多缺点。对许多机构来说达芬奇机器人系统花费昂贵，其临床应用受到了限制。机器人系统的成本是有限的。虽然大多数经过训练的儿童泌尿科医师在使用机器人辅助技术时很熟练，但能够积累丰富的经验仍是一项艰巨的任务。此外，与 RALS 相比，我们可以得出这样的结论：开放手术耗时少，并发症少，康复时间短。然而，随着时间的推移、经验的积累、舒适度的提高以及机器人系统技术的改进，患者的治疗结果将会得到改善。RALS 肾部分切除术在美容效果、术后住院时间和术后疼痛方面优于传统的开放手术治疗。总之，许多因素对 RALS 的应用前景产生重要影响，如机器人系统的成本以及在控制台后面而不是在手术台上进行手术时手和眼睛的协调性。然而，需要更多的临床经验来验证这种方法的长期疗效。由于许多外科技术没有提供一个结论性的认可，最好的手术方式是专家感觉最舒服的方式。

结论

虽然目前尚不能证明一种手术方式优于另一种，但 RALS 已被证明在泌尿外科重建手术中是可行的、可接受的并且具有独特的优势。随着经验的累积和机器人技术的推广，RALS 手术时间将减少。手术时间缩短反过来会降低机器人使用的总成本。此外，由于在放大的三维视野中，术野更加清晰、缝合更精准，良好的美容效果使 RALS 可能会成为儿童肾部分切除术或者全肾切除术的优选。

参考文献

1. Traxel EJ, Minevich EA, Noh PH. Early uses of laparoscopy in pediatric urology included management of non-palpable testes (A review: the application of minimally invasive surgery to pediatric urology: upper urinary tract procedures). Urology. 2010;76:122–133.
2. Stifelman MD, Caruso RP, Nieder AM, et al. Robot-assisted laparoscopic partial nephrectomy. J Soc Laparoendoscopic Surgeons. 2005;9(1):83–86.
3. Hammad FT, Upadhyay V. Indications for nephrectomy in children: what has changed? J Pediatr Urol. 2006;2(5):430–435.
4. Casale P, Kojima Y. Robotic-assisted laparoscopic surgery in pediatric urology: an update. Scand J Surg. 2009;98(2): 110–119.
5. Chang C, Steinberg Z, Shah A, et al. Patient positioning and port placement for robot-assisted surgery. J Endourol. 2014;28(6):631–638.
6. Satava RM. Surgical robotics: the early chronicles: a personal historical perspective. Surg Laparosc Endosc Percutan Tech. 2002;12(1):6–16.
7. Lanfranco AR, Castellanos AE, Desai JP, et al.

Robotic surgery: a current perspective. Ann Surg. 2004;239(1):14–21.

8. Freilich DA, Nguyen HT. Robotic-assisted laparoscopic heminephrectomy in current clinical urology. In: Palmer JS, editor. Pediatric robotic urology. New York: Humana Press; 2009. p. 137–172. (Chapter 10).

9. Piaggo L, Franc-Guimond J, Figueroa TE, et al. Comparison of laparoscopic and open partial nephrectomy for duplication anomalies in children. J Urol. 2006;175(6):2269–2273.

10. Volfson IA, Munver R, Esposito M, et al. Robot-assisted urologic surgery: safety and feasibility in the pediatric population. J Endourol. 2007;21(11):1315–1318.

11. Meehan JJ, Sandler A. Pediatric robotic surgery: a single-institutional review of the first 100 consecutive cases. Surg Endosc. 2008;22(1):177–182.

12. Sinha CK, Haddad M. Robot-assisted surgery in children: current status. J Robot Surg. 2008;1(4):243–246.

13. Yee DS, Klein RB, Shanberg AM. Case report: robotic-assisted laparoscopic reconstruction of a ureteropelvic junction disruption. J Endourol. 2006;20(5):326–329.

14. Castellan M, Gosalbez R, Carmack AJ, et al. Transperitoneal and retroperitoneal laparoscopic heminephrectomy— what approach for which patient? J Urol. 2006;176(6 Pt 1):2636–2639. discussion 9

15. Wallis MC, Khoury AE, Lorenzo AJ, et al. Outcome analysis for retroperitoneal laparoscopic heminephrectomy in children. J Urol. 2006; 175(6):2277–2280. discussion 80-2

16. Sydorak RM, Shaul DB. Laparoscopic partial nephrectomy, nephroureterectomy and heminephroureterectomy in the pediatric population. J Urol. 2000;163(5):1531–1535.

17. Miranda ML, Oliveira-Filho AG, Carvalho PT, et al. Laparoscopic upper-pole nephroureterectomy in infants. Int Braz J Urol. 2007;33(1):87–91.

18. Borzi PA. A comparison of the lateral and posterior retroperitoneoscopic approach for complete and partial nephroureterectomy in children. BJU Int. 2001;87(6):517–520.

19. Trevisani L, Nguyen HT. Current controversies in pediatric urologic robotic surgery. Curr Opin Urol. 2013;23(1):72–77.

妇科手术

11.1 介绍

妇科微创手术的优点得到广泛认可。机器人手术的出现，尤其是其可在骨盆等狭窄空间精细操作的优点，大大改善了妇科手术治疗的效果。机器人器械操作精确、关节旋转灵活，应用到临床手术中，实现了外科医生人体工程学的最优化。与开放手术相比，机器人手术具有切口小、出血少和疼痛轻微、住院时间短和患者术后恢复快等优点。此外，三维视觉为需要广泛的解剖分离和解剖重建的复杂手术提供了高清视野。

腹腔镜可以胜任大多数用达芬奇机器人完成的手术，且相对更加简单、花费更少。然而，机器人手术简化了腹腔镜手术操作，特别是在妇科领域。

到目前为止，机器人应用在妇科领域的成果令人鼓舞，达芬奇系统甚至在儿童妇科手术中也得到了充分的应用。对儿童来说，在非紧急情况下，机器人手术不仅可以被认为一种辅助技术，也可以被视为一种促进技术。作为一种促进技术，机器人在儿童和青少年外科手术中的应用改善了手术学习曲线，从而使腹腔镜手术得到了更广泛的推广，这些早已被证明对患者是有益的。

达芬奇外科系统是为教育目的而设计的。使用双控制台达芬奇外科系统来手术被认为是外科医生培训中的一个极好的学习机会，达芬奇外科系统可提供与开放手术相同的高清 3D 视野。基于以上原因，机器人妇科手术正在临床中普及，甚至在儿科领域也得到了越来越多的认可。

11.2 机器人辅助儿童妇科手术

机器人妇科手术的适应证与传统的腹腔镜手术相似。由于准备时间较长，机器人妇科手术主要用于治疗，而不是诊断性腹腔镜探查。

机器人辅助妇科手术已经在成人妇科领域实行，包括生殖内分泌、不孕不育、妇科泌尿和妇科肿瘤。子宫切除术、子宫肌瘤切除术、阴道 - 骶骨固定术、子宫内膜异位症和骨盆重建手术是女性成人最常见的手术。

近年来，微创手术在儿科、妇科中也得

到成功应用，涉及附件在内的各种妇科手术如卵巢切除术、卵巢囊肿切除术、卵巢打孔术、输卵管切除术和粘连松解术等，约50%由机器人完成（成人患者也是如此）。其中，卵巢囊肿切除术和膀胱囊肿切除术是机器人手术最常见的适应证；而大龄儿童中畸胎瘤扭转引起的腹痛是机器人手术的第二常见适应证。应用机器人处理所有卵巢的病变都被认为是安全可行的。

据报道，包括婴儿机器人手术在内的微创手术，中转开放率为4%，且无严重的并发症。婴儿的主要手术指征仍然局限于大的生理性囊肿，手术方式包括囊肿剥脱和切除。

如表11-1所示，在儿科、妇科手术中最常见的手术方法如下。

（1）良、恶性附件肿块的处理（卵巢及非卵巢肿块）：高清3D视野可最大限度地保留儿童和青少年的生育潜力，这对肿瘤或其他可以影响生育能力的疾病来说是很重要的。

（2）先天性生殖道畸形的外科治疗（孤立性苗勒管异常、性分化障碍、肛门直肠畸形）。

11.3 患者体位

患者在手术台上的正确体位对于最佳的手术暴露和防止神经肌肉损伤是非常必要的。在机器人手术中，患者的体位更加重要，因为它必须提供进入手术操作区的通道，同时也需要容纳机器人镜头系统和工作手臂。

患者取**半截石位**（必须采取预防措施以确保患者的膝盖不在机器人手臂的路径上，以避免碰撞）。手放在患者身边，垫好并手掌向上以防尺神经损伤。两只手臂固定在一边，并由臂板保持在适当的位置。可以用安全带或胶带把患者固定在手术台上，必须在

表 11-1　涉及附件肿物及先天性生殖道畸形的手术方式

手术指征	手术方式
（1）附件肿物	
良性卵巢肿物（滤泡囊肿、成熟畸胎瘤、卵巢扭转、浆液性和黏液性囊腺瘤、黄体囊肿）	
恶性卵巢肿物（交界性肿瘤、上皮癌、卵巢生殖细胞肿瘤、卵巢肉瘤、性索肿瘤或基质肿瘤）	手术切除
良性非卵巢肿物（子宫腺肌病、输卵管积水、平滑肌瘤、卵巢输卵管脓肿）	
（2）先天性生殖道畸形	
单独的苗勒管畸形	
子宫和阴道发育不全	需要行阴道重建手术。如果存在子宫残留并引起疼痛，则需要切除子宫残留
宫颈和阴道发育不全	需要行阴道重建手术。可能需要切除子宫残留
阴道下段闭锁	阴道下段切开术
性分化异常	个体化手术治疗
肛门直肠畸形	个体化手术治疗

患者面部放置一块泡沫，以保护气管插管在机器人镜头移动过程中不受意外损坏或移位。所有患者均插导尿管。

在儿童机器人妇科手术中，患者通常也取 Trendelenburg 体位（大致倾斜 25°~30°），因为一旦机器人手臂与器械对接，在卸下对接前调整手术台是不可能的。因此，使用倾斜度最高的 Trendelenburg 体位，以最大限度地扩大手术可操作范围，避免在需要增加倾斜度情况下重新调整手术台。

在成人手术中，采用高倾斜度的 Trendelenburg 体位进行妇科机器人手术，很少发生并发症，但是一旦发生则会很严重。如体位相关的损伤包括肌肉骨骼、神经和血管损伤。据估计，截石位的腹腔镜手术，体位相关的下肢神经损伤占 1.5%。其他研究发现妇科手术后臂丛神经损伤的发生率为 0.16%。在儿科，因为肌肉骨骼和血管损伤非常罕见，评估其发生率的数据非常有限。虽然在儿童外科类似伤害的发生率尚不清楚，但预防措施是必要的。

11.4　摄像头、套管和器械

尽管体型不同，但为成年患者设计使用的常规器械也能保障儿童和少女安全地进行腹腔镜手术。常规手术中使用的器械为 5mm 器械（8mm、5mm 的镜头尺寸）或 8mm 的器械（12mm 镜头尺寸）。

仅用两个操作臂就可以完成腹腔手术。一号臂（通常是右侧）是 Endo Wrist 单极电钩和 5mm 的 Endo Wrist 超声刀；左侧臂（二号臂）是 5mm 的 Schertel 钳，5mm 的 EndoWrist Maryland 分离钳和 5mm 的 EndoWrist 持针器。Trocars 在患者仰卧位时插入。

儿童手术首先需要考虑的是穿刺套管的布局。在婴幼儿中，穿刺套管的合理布局将增加孔内器械的长度，最大限度地提高灵巧性，并避免外部机器人手臂碰撞。穿刺套管布局，以及 Trocar 和镜头之间的角度，应该允许操作器械的充分活动（135°~180°）。只有当 Trocar 相对于镜头更靠近尾侧和旁侧，5mm 机器人器械才能获得最大灵巧性。5mm 器械外转 3cm 比距髂骨 3cm 位置可以获得更宽的操作空间，如图 11-1。

由于儿童和幼儿体型有限、操作空间狭小，要求操作套管必须在镜头对接之前插入。在年龄大的儿童和青少年患者，机器人放置在手术床的尾端；而在年纪较小的女孩中，机器人也可以放在手术床的下方。

儿童和青少年通常取 Trendelenburg 体位，这比传统的妇科机器人手术的倾斜度小。

取这个体位，气腹压力可以低于腹腔镜手术中通常使用的压力（8~10mmHg，最大流量为 1.5L/min）。对于小患者，可采用反向器械操作。这种体位能让器械撤离腹壁时悬吊腹壁，从而可以使用更低的气腹压。

手术过程包括机器人对接时间、控制台操作时间和总手术时间。

对接时间包括机器人手臂的操纵，器械进入套管，以及外科医生在控制台上就位的时间。而控制台操作时间包括专门用于外科

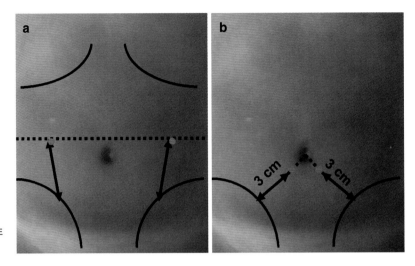

图 11-1 标准套管布局位置。
（a）小于 8 岁的儿童套管布局；
（b）大于 8 岁的儿童和青少年套管布局

手术的时间。

11.5 房间设施

手术室应该足够大，可以容纳所有的机器人部件，这样从外科医生的控制台就可以清楚地看到患者、无张力电缆连接的设备，并能为手术室人员的自由活动提供畅通的通道。优化机器人双控制台、机器人、刷手区和麻醉机的位置，以确保最有效的无缝工作流程。图 11-2 和图 11-3 给出了儿童和青少年妇科手术的房间设置原理图。

外科医生从达芬奇外科系统控制台操作手术；而助手则根据病变位置站在患者右侧或左侧辅助。

机器人手术可以使用双控制台进行，它有很大的优势，可以作为目前住院医师、研究员和来访的外科医生培训的一个组成部分。双控制台可位于同一手术室或不同地方。双控制台机器人手术即使在儿科手术中也被用作训练工具。通过这些训练，学习曲线变得越来越短，很多医生可以提前掌握技

术。因此，儿童的机器人手术迅速变得更安全和更有效。

11.6 其他考虑

机器人 - 妇科辅助手术可以为先天性畸形患儿的手术提供最好的视野以进行直肠膀胱陷凹和直肠子宫陷凹的手术操作，有助于儿童卵巢良性肿瘤患者保留生育功能。机器人的优势已经在成人手术中被报道，甚至在儿童手术中也得到证实。

虽然部分研究表明：机器人手术相对于腹腔镜手术效果相近，手术并发症和术后恢复时间均有所减少；但现在还无法得出这样的结论：儿童机器人辅助妇科手术比传统腹腔镜手术有更好的临床效果。前瞻性随机对照研究将有助于总结这项作为儿科常规手术技术的优缺点。

所有的报道都表明机器人是一种很有前途的外科教学工具。驻地培训和参与机器人辅助手术中的训练将促进外科医生在更短时间内适应机器人设备，甚至在儿科手术也是

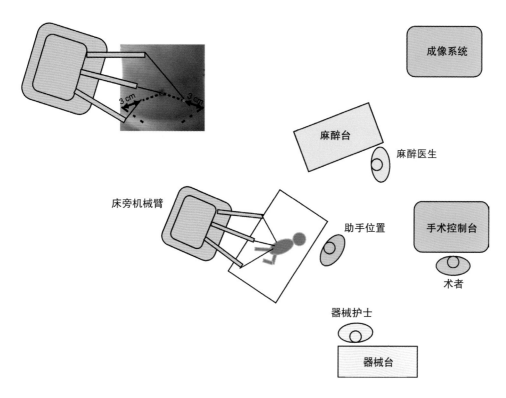

图 11-2　小于 8 岁的儿童妇科手术的手术室布局概况

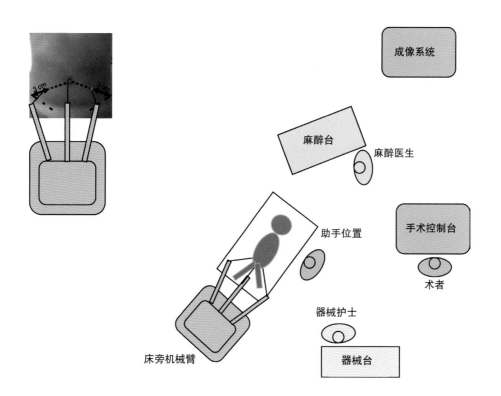

图 11-3　大于 8 岁的儿童和青少年妇科手术的手术室布局概况

如此，从而实现安全管理。事实上，双控制台系统似乎可以改善儿科手术中的同伴教育和住院培训。受过机器人手术训练的外科医生也将更好地适应和提高他们的腹腔镜手术水平，从而增加微创技术受益儿童的数量。

参考文献

1. Law KS, Abbott JA, Lyons SD. Energy sources for gynecologic laparoscopic surgery: a review of the literature. Obstet Gynecol Surv. 2014;69:763–776.

2. Bhagavath B, Benjamin A. Minimally invasive gynecologic surgery for benign conditions: progress and challenges. Obstet Gynecol Surv. 2015;70:656–666.

3. Rabinovich A. Minimally invasive surgery for endometrial cancer. Curr Opin Obstet Gynecol. 2015;27:302–307.

4. Arimoto T, Kawana K, Adachi K, et al. Minimization of curative surgery for treatment of early cervical cancer: a review. Jpn J Clin Oncol. 2015;45:611–616.

5. Palomba S, Fornaciari E, Falbo A, et al. Safety and efficacy of the minilaparotomy for myomectomy: a systematic review and meta-analysis of randomized and non-randomized controlled trials. Reprod Biomed Online. 2015;30:462–481.

6. Carbonnel M, Revaux A, Frydman R, et al. Single-port approach to benign gynecologic pathology. A review. Minerva Ginecol. 2015;67:239–247.

7. Sisodia RM, Del Carmen MG, Boruta DM. Role of minimally invasive surgery in the management of adnexal masses. Clin Obstet Gynecol. 2015;58:66–75.

8. Bush SH, Apte SM. Robotic-assisted surgery in gynecological oncology. Cancer Control. 2015;22:307–313.

9. van den Haak L, Alleblas C, Nieboer TE, et al. Efficacy and safety of uterine manipulators in laparoscopic surgery: a review. Arch Gynecol Obstet. 2015;292:1003–1011.

10. Shazly SA, Murad MH, Dowdy SC, et al. Robotic radical hysterectomy in early stage cervical cancer: a systematic review and meta-analysis. Gynecol Oncol. 2015;138:457–471.

11. Mäenpää M, Nieminen K, Tomás E, et al. Implementing robotic surgery to gynecologic oncology: the first 300 operations performed at a tertiary hospital. Acta Obstet Gynecol Scand. 2015;94:482–488.

12. Zanotti KM, Abdelbadee AY. Robotic management of endometriosis: where do we stand? Minerva Ginecol. 2015;67:257–272.

13. Liu H, Lu D, Shi G, et al. WITHDRAWN: robotic surgery for benign gynaecological disease. Cochrane Database Syst Rev. 2014;12:CD008978.

14. Liu H, Lawrie TA, Lu D, et al. Robot-assisted surgery in gynaecology. Cochrane Database Syst Rev. 2014;12:CD011422.

15. White WM, Pickens RB, Elder RF, et al. Robotic-assisted sacrocolpopexy for pelvic organ prolapse. Urol Clin North Am. 2014;41:549–557.

16. Paraiso MF. Robotic-assisted laparoscopic surgery for hysterectomy and pelvic organ prolapse repair. Fertil Steril. 2014;102:933–938.

17. Sinno AK, Fader AN. Robotic-assisted surgery in gynecologic oncology. Fertil Steril. 2014;102:922–932.

18. Ng AT, Tam PC. Current status of robot-assisted surgery. Hong Kong Med J. 2014;20:241–250.

19. Smorgick N, As-Sanie S. The benefits and challenges of robotic-assisted hysterectomy. Curr Opin Obstet Gynecol. 2014;26:290–294.

20. Tarr ME, Paraiso MF. Minimally invasive approach to pelvic organ prolapse: a review. Minerva Ginecol. 2014;66:49–67.

21. Ayala-Yáñez R, Olaya-Guzmán EJ, Haghenbeck-Altamirano J. Robotics in gynecology: why is this technology worth pursuing? Clin Med Insights Reprod Health. 2013;7:71–77.

22. Gala RB, Margulies R, Steinberg A, et al. Systematic review of robotic surgery in gynecology: robotic techniques compared with laparoscopy and laparotomy. J Minim Invasive Gynecol. 2014;21:353–361.

23. Fanfani F, Restaino S, Ercoli A, et al. Robotic or laparoscopic gynecology. What should we use? Minerva Ginecol. 2016;68(4):423–430.

24. Nakib G, Calcaterra V, Scorletti F, et al. Robotic assisted surgery in pediatric gynecology: promising innovation in mini invasive surgical procedures. J Pediatr Adolesc Gynecol. 2013;26:e5–7.

25. Nezhat C, Lakhi N. Learning experiences in robotic-assisted laparoscopic surgery. Best Pract Res Clin Obstet Gynaecol. 2016;35:20–29. pii: S1521-6934(15)00221–7

26. Catchpole K, Perkins C, Bresee C, et al. Safety, efficiency and learning curves in robotic surgery: a human factors analysis. Surg Endosc. 2016;30(9):3749–3761.

27. El Hachem L, Momeni M, Friedman K, et al. Safety, feasibility and learning curve of robotic single-site surgery in gynecology. Int J Med Robot. 2016;12(3):509–16. doi:10.1002/rcs.1675.

28. Sheth SS, Fader AN, Tergas AI, et al. Virtual reality robotic surgical simulation: an analysis of gynecology trainees. J Surg Educ. 2014;71:125–132.

29. Sinha CK, Haddad M. Robot-assisted surgery in children: current status. J Robot Surg. 2008;1:243–246.

30. Long CJ, Ginsberg JP, Kolon TF. Fertility preservation

in children and adolescents with cancer. Urology. 2016;91:190–196. pii: S0090–4295(15)01176–0

31. Estes SJ. Fertility preservation in children and adolescents. Endocrinol Metab Clin N Am. 2015;44:799–820.

32. Lipskind ST, Gargiulo AR. Computer-assisted laparoscopy in fertility preservation and reproductive surgery. J Minim Invasive Gynecol. 2013;20:435–445.

33. Pathiraja P, Tozzi R. Advances in gynaecological oncology surgery. Best Pract Res Clin Obstet Gynaecol. 2013;27:415–420.

34. Gargiulo AR. Fertility preservation and the role of robotics. Clin Obstet Gynecol. 2011;54:431–448.

35. Ulm MA, Fleming ND, Rallapali V, et al. Position-related injury is uncommon in robotic gynecologic surgery. Gynecol Oncol. 2014;135:534–538.

36. Chang C, Steinberg Z, Shah A, et al. Patient positioning and port placement for robot-assisted surgery. J Endourol. 2014;28:631–638.

37. Barnett JC, Hurd WW, Rogers RM Jr, et al. Laparoscopic positioning and nerve injuries. J Minim Invasive Surg. 2007;14:664–672.

38. Jackson HT, Kane TD. Advances in minimally invasive surgery in pediatric patients. Adv Pediatr Infect Dis. 2014;61:149–195.

39. Blatnik JA, Ponsky TA. Advances in minimally invasive surgery in pediatrics. Curr Gastroenterol Rep. 2010;12:211–214.

40. Tomaszewski JJ, Casella DP, Turner RM II, et al. Pediatric laparoscopic and robot-assisted laparoscopic surgery: technical considerations. J Endourol. 2012;26:602–613.

41. Pelizzo G, Nakib G, Romano P, et al. Five millimetre-instruments in paediatric roboticsurgery: advantages and shortcomings. Minim Invasive Ther Allied Technol. 2015;24:148–153.

42. Anderson KM, Ruckle HC, Baldwin DD. Robotic-assisted surgery and the evolution of the radical prostatectomy. Minerva Urol Nefrol. 2012;64:97–122.

43. Bianco FJ. Robotic radical prostatectomy: present and future. Arch Esp Urol. 2011;64:839–846.

44. Smith AL, Krivak TC, Scott EM, et al. Dual-console robotic surgery compared to laparoscopic surgery with respect to surgical outcomes in a gynecologic oncology fellowship program. Gynecol Oncol. 2012;126:432–436.

45. Wedmid A, Llukani E, Lee DI. Future perspectives in robotic surgery. BJU Int. 2011;108:1028–1036.

机器人膀胱出口手术

12.1 引言

　　微创技术正在快速发展并与标准开放手术融为一体。过去 10 年中，泌尿外科文献都是关于新技术及对传统腹腔镜手术的改良，包括单部位腔镜 - 内镜手术、经自然腔道内镜手术、机器人辅助腹腔镜手术等。儿童泌尿外科也没有脱离这一趋势，因为儿童操作空间狭小，获得收益更大，并且美容效果更突出。通过机器人辅助，越来越多的复杂的儿童泌尿外科手术能够完成。肾切除术、肾盂成形术、输尿管再植术及膀胱手术都已经明确可行。有些个案报道及小样本研究介绍了机器人辅助 Mitrofanoff 阑尾膀胱造口，同时进行回肠膀胱扩大或建立可控性结肠顺行灌肠管道。

12.2 尿失禁和膀胱出口手术

　　儿童泌尿外科常遇到继发于尿道括约肌功能不全的尿失禁。不管原发性病因是什么（膀胱外翻 / 尿道上裂、泄殖腔畸形、继发于脊髓损伤或神经管闭合不全的神经源性膀胱），将缺少逼尿肌收缩出现的漏尿都定义为尿道括约肌功能不全。这类患者采取膀胱出口手术，结合根据患者情况的其他手术，有可能获得排尿控制。是否同时进行膀胱扩大手术是一个充满争议的话题，并且超出了本章范围，因此不在此处提及。

　　对于继发于括约肌无功能引起的尿失禁，采取的手术的原理都是以某种方法紧缩膀胱出口。放置一个索带或人工尿道括约肌及膀胱颈重建都是可采取的措施。有些患者也可采用封闭膀胱颈的方法。笔者的一个机构中，持续性尿失禁的神经源性膀胱的治疗措施，除了清洁间歇导尿及抗胆碱能药物治疗，还有 Leadbetter/Mitchell 膀胱颈重建术，部分膀胱颈悬吊术，必要时行 Mitrofanoff 阑尾膀胱造口术（如果阑尾不能用则采用 Monti 方法）。

　　通过机器人三维视野可以显露膀胱颈及后尿道区域的解剖视角，有进一步应用前景。本章也讨论了关于横纹肌肉瘤局部膀胱前列腺切除的一些经验。

12.2.1 机器人辅助膀胱颈重建术

尿道括约肌无功能患者排尿控制的建立是一种综合治疗，包括药物清洁间歇导尿及手术干预。儿童最常见的是因脊髓纵裂导致的持续性尿失禁，尽管采取清洁间歇导尿及应用抗胆碱能药物，但尿流动力学仍有逼尿肌失调及逼尿肌漏尿压力小于 $50cmH_2O$。膀胱镜检查膀胱壁光滑，膀胱颈呈典型开放形态。这类患者最常采用的治疗措施是膀胱颈悬吊术。然而，我们的数据显示，Leadbetter/Mitchell 膀胱颈重建术减小出口的口径，加上较单纯的膀胱颈悬吊术，有更高的尿控比率。因此，对这些患者，我们通过机器人辅助，应用这种手术方法及阑尾膀胱造口术（如果阑尾不能用则采用 Monti 方法）来获得排尿控制。是否同时行回肠膀胱扩大术超出了本章范围，但是当需要时，下面介绍的技术能够很容易地完成膀胱扩大术。

我们的资料表明，机器人辅助膀胱颈悬吊术能取得同样的控尿效果，而且优点明显，创可贴就可以覆盖的小切口，更轻微的术后疼痛，更少的住院时间。我们之前曾报道过最初结果，并提供了技术展示及后期结果。

12.3 技术说明

下面是对机器人辅助膀胱颈悬吊术及膀胱颈重建术（Leadbetter/Mitchell）和阑尾膀胱造口术的每个步骤的描述。因为可以很好地显露盆腔和膀胱，这种技术可以用于所有膀胱颈修复术。

12.3.1 患者体位

患者采用平卧位，或是截石位固定大腿（图 12–1）。所有受力点包括脚跟都需要垫上衬垫（图 12–2）。通过宽的带子将患者安全固定在手术床上。操作台基底的短边方向朝向患者的脚，这样机器人的基底就可以获得尽可能大的空间（图 12–3）。拖动并调整患者位置。膀胱颈手术时，手术床的头部应放低（Trendelenbrug 体位）。经尿道插入双腔尿管，打上气囊，之后需要用其来识别膀胱颈。这些都是无菌操作。推荐摆体位之前插上尿管（尤其是手术经验较少时），以便于在膀胱颈重建时识别尿道开口。固定尿管并妥善安放。

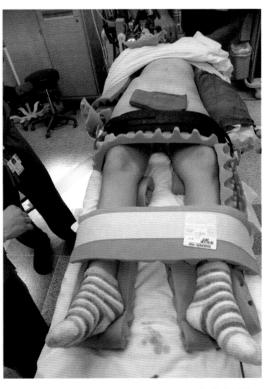

图 12-1　患者体位。每一个受力点都必须仔细垫上衬垫。患者也可以采取截石位，但我们不建议采取此种体位，因为手术时间长可能引起下肢神经损伤

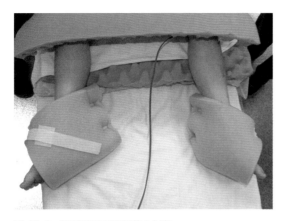

图 12-2 踝关节及足跟部垫上衬垫

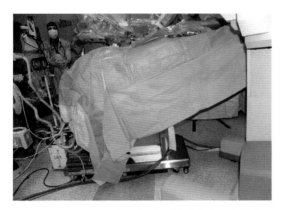

图 12-3 入坞。操作台基底的短边方向朝向患者的脚，这样机器人的基底就可以获得尽可能大的空间

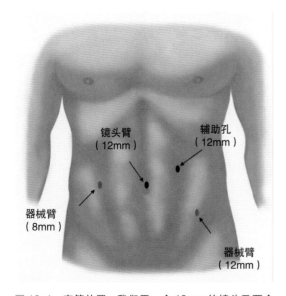

图 12-4 套管放置。我们用一个 12mm 的镜头及两个 8.5mm 的操作套管。如果需要肠管操作或是放置索带，左上象限辅助一个 12mm 套管。如果仅行阑尾膀胱吻合术，可以辅助一个 5mm 套管

12.3.2 皮肤切口和穿刺套管放置

选脐部作为气孔，以脐部为顶点做脐下倒 V 形切口。用扣克钳夹住脐部，通过气腹针技术建立通道。置入 5mm 戳卡，进 5mm 腹腔镜，监视下放置其他戳卡。套管位置见图 12-4。用 2 根无菌免缝胶带缠绕戳卡，用小的胶布敷料把它们固定在皮肤上，1 根 2-0 慕丝线将上述敷料缝合固定于深层皮下组织，并把缝线缠绕在戳卡上（图 12-5）。如果选择右髂窝作为气孔，则采用 Ransley 描述的 VQZ 技术制作切口（图 12-6）。

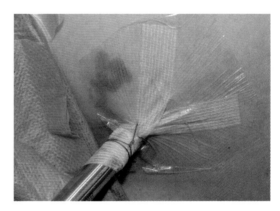

图 12-5 机器人套管固定在皮肤上，用胶带缠绕戳卡，再用小的透明敷料将它们固定在皮肤上。用 6 号针和 2-0 丝线将上述敷料缝合固定在深层皮下组织，缝线缠绕在 8.5mm 戳卡上

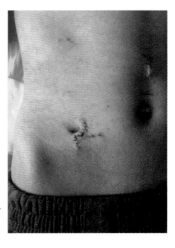

图 12-6 右下腹可供选择的导管位置

12.3.3　阑尾的解剖

机器人对接前，将右半结肠和横结肠尽可能向镜下移动，将阑尾放入盆腔内。用12mm切割吻合器离断阑尾，对肥胖及阑尾短的患者可沿稳定轴线把盲肠延伸处理。

12.3.4　机器人对接

达芬奇机器人可以从下方直接对接到中线（如果患者是截石位），也可以轻轻地从患者右下方对接（图12-7）。如果阑尾需要被移动到更远的盆腔上方及身体右侧时，第二种体位操作会更加容易一些。第二种体位时，机器人的底座需要跨过手术床的右角（图12-3），套管固定在机械臂上，应用一个12mm直径30°的镜头。

膀胱颈重建和悬吊带放置

镜头：30°

操作器械：右臂，连接单极线的剪刀；左臂，Robotic deBakey或双极电凝钳

分离出膀胱后方与阴道或直肠之间的层次。广泛切开这些结构之间的腹膜。助手抓住切口下方，牵向后下。尽可能把这一层面解剖出来。移动尿管，通过球囊的变化识别膀胱颈末端的位置。在男性患者身上需仔细操作，识别并保护输精管。外侧也需精细操作，防止损伤输尿管。这个层面解剖完成后，膀胱上方做一切口，松解腹膜、脐尿管以及膀胱侧方的固定组织，直至盆腔侧壁，切开盆内筋膜，松解男性的耻骨前列腺韧带。青春期男性用2-0或3-0薇乔线做阴茎背深静脉缝扎止血。

12.3.5　悬吊带的体外准备

悬吊带材料首选处理过的阔筋膜吊带（2cm×7cm；康宝乐）。悬吊带按照制造商的说明进行准备。将2个12号导引器截取3cm，缝合固定于索带的两端。在导引器和索带之间打3个空结，形成3个圈，便于旁边的助手后面操作收回。

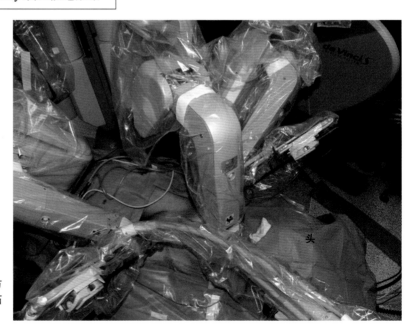

图12-7　达芬奇机器人从下方直接对接到中线（患者为截石位），或是对接到患者右下方

索带的膀胱后放置

镜头：30°

操作器械：右臂，双极电凝钳；左臂，单极电凝剪刀或 deBakey 钳

将吊带通过辅助套管放入机体内，如果 8.5mm 套管不能通过，则用 12mm 套管。将固定好的导引器放于膀胱后方，用电凝钳每次抓住一个导引器，从两侧进入耻骨后间隙（图 12-8a 和 b）。或者可以用双极电凝钳分出这个层面，然后将导引器按照先前的方法穿过。从同一部位将吊带的两边交叉穿过（图 12-8c）。

Leadbetter/Mitchell 膀胱颈修复

镜头：30°

操作器械：右臂，单极电凝剪刀；左臂，deBakey 钳

助手抓住索带边缘制作的线圈，从头侧向下收紧。用单极剪刀将尿道从 3 点到 9 点剪开，切口要深达尿管且将尿道内支架显露出来。左臂抓住横切口向头侧牵引。在膀胱三角区下方 3 点及 9 点处水平牵开切口，尿道及膀胱颈展平（图 12-8d）。通过先前放置的尿管或是通过麻醉师静脉注射的靛胭脂识别尿道开口。沿中线向头部持续牵拉尿道，维持切口在同一平面，像图中一样显露尿道顶壁。

膀胱颈卷管

镜头：30°

操作器械：右臂，金刚砂涂层精细组织钳；左臂，金刚砂涂层精细组织钳

将 5 号单腔管置入远端尿道，将尿道连续缝合两层卷管，黏膜下层用 4-0 缝线，外面用 3-0 缝线，由远及近缝合（图 12-8e）。贴近尿道条的边缘缝合是很重要的，尤其是膀胱颈部位，以确保内腔管径一致。留置单腔尿管并用 4-0 慕丝线将其缝合固定于包皮或小阴唇。

悬吊带的放置

右臂：双极电凝钳

左臂：deBakey 钳

将与悬吊索带相连的中线导引器取下并移除。右臂的电凝钳从悬吊索带及膀胱后方穿过，通过左臂的 deBakey 钳将患者右边的悬吊索带末端交于电凝钳。悬吊索带缠绕 360°，并收紧。

右臂：金刚砂涂层精细组织钳

左臂：金刚砂涂层精细组织钳

通过两针 5-0 的 proline 线将悬吊带缝合固定，悬吊带的末端提到耻骨处。助手通过疝气固定装置用 2~3 个钛螺钉将悬吊带固定于耻骨上（图 12-8f）。

膀胱悬吊

镜头：30° 向下

操作器械：右臂，deBakey 钳；左臂，deBakey 钳

3-0 的 PDS 线穿过腹壁将膀胱固定在前腹壁上或是通过体内固定。目的是让膀胱尽可能靠近脐部，尽可能靠近头端，减少阑尾膀胱吻合时的张力。如果固定线穿过腹壁，

可以把它们穿过一个 14 号静脉留置针。固定线要一直保留到步骤结束，机器人出坞。将线通过止血钳固定在身体表面。

阑尾膀胱吻合

操作器械：右臂，deBakey 钳后更换为单极剪刀；左臂，deBakey 钳

移除切割闭合器，将阑尾顶端切除。把 1 根 10 号单腔管剪取 10cm，由阑尾近端穿入，通过远端穿出，用 3-0 PD 线将阑尾末端的盲肠缝管至 10cm，这个管道可以用来代替阑尾。膀胱后方建立 4cm 长的逼尿肌隧道。

```
阑尾膀胱吻合
右臂：金刚砂涂层精细组织钳
左臂：金刚砂涂层精细组织钳
```

隧道下方建立黏膜切口，用 5-0 线连续缝合将阑尾远端吻合于切口，一边一根线。

```
逼尿肌关闭
右臂：deBakey 钳或大持针器
左臂：deBakey 钳
```

用 3-0 v-loc 线（缝线末端有一个圈）越过阑尾，将浆肌层隧道连续缝合，缝合中需穿过阑尾的外膜。

12.3.6　成功的造瘘口

机器人离坞。5mm 的腹腔镜镜头又转回来。一个电凝钳或是肠管抓持器通过脐部套管进入，抓住缝在阑尾上的管道，将阑尾通过脐孔处拖出，用 4-0 PDS 线将阑尾与筋膜固定，将阑尾切开，5-0 线固定一圈。将 10 号管换成 12 号或 14 号管。将管子用 3-0 尼龙线缝合固定在皮肤上。

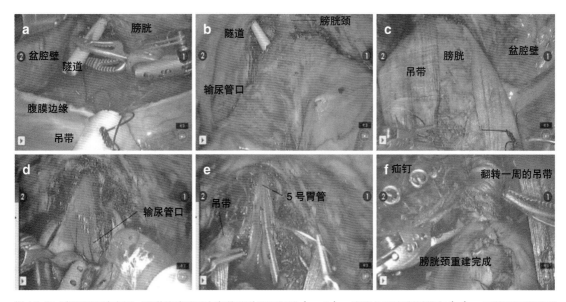

图 12-8　膀胱颈重建步骤：隧道从膀胱后方向前至耻骨后间隙（a，b）。索带从后方穿到前方（c），尿道通过膀胱颈展平到输尿管间嵴水平（d）。将尿管换为 5 号胃管，尿道重新卷管，先用 4-0 可吸收缝线缝合一层，然后用 3-0 可吸收缝线再缝合一层（e）。Leadbetter/Mitchell 修复完成后，索带缠绕 360°，用疝钉枪通过 6 枚螺钉将其固定在耻骨上（f）

12.3.7　戳孔的关闭

所有套管去除，用 6 号针 2-0 薇乔线固定筋膜层，用 5-0 单桥线缝合皮肤。外用 Dermabond 皮肤黏合剂。所有导管固定在皮肤上，接上引流袋。

12.4　结果

目前我们已经在笔者的一个机构完成了 38 例机器人辅助 LMS 和 APV 手术。平均随访 21 个月（5～33 个月）。其中一位患者以前做过阑尾切除术，最后采取的机器人 Monti 途径解决。男女比例 16∶22，90% 的患者患有脊髓脊膜膨出和神经源性膀胱。患者的平均年龄 10 岁（5～16 岁），平均 BMI 22.3（16～31）。我们的患者术前及手术同时都没有行膀胱扩大。平均手术时间 5.8 小时（3.6～12.25 小时），开始的前 10 例手术时间比后面的 28 例手术时间明显要长（P=0.0001），4 例手术中转开放手术。其中 2 例腹腔内粘连严重，2 例阑尾长度不足以完成 APV，需要 Monti 手术。平均住院时间 52 小时（34～86 小时）。

每 3 小时进行一次清洁间歇导尿，31/38（82%）的患者保持干燥，7 例有湿裤的患者有 4 人没有依从行清洁间歇导尿，1 例从尿道和 Monti 管漏尿，2 例进行性下降的膀胱顺应性，对加量的胆碱能药物和肉毒素注射无反应，进行了回肠膀胱扩大术。

并发症包括 4 例新发的反流（2°～3°），2 例出现膀胱结石，图 12-9 显示了术后 6

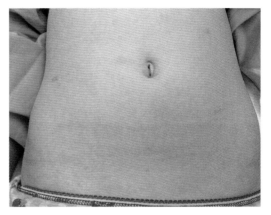

图 12-9　术后 6 个月外观

个月的外观。

12.4.1　机器人辅助部分膀胱前列腺切除术

机器人技术的大量优点促进了儿童及成人手术设备的发展。就像上面提及的膀胱颈显露变得容易，比传统开放入路优点明显。最近有两篇摘要，关于膀胱横纹肌肉瘤患者放疗及化疗后行机器人辅助前列腺切除或部分膀胱前列腺切除。其中一篇报道，Miloni 等人描述了 1 例 2 岁男孩的膀胱及前列腺都被病变侵及，最初病变为双肾积水及肾功能衰竭，经皮减压后患儿进行了化疗及靶向放疗，治疗后的影像显示病变侵及膀胱及前列腺（图 12-10），手术方式为经膀胱膀胱前

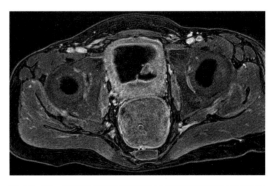

图 12-10　核磁共振盆腔矢状位片显示经放疗及化疗后盆腔左侧残余的肿瘤

列腺切除术，没有进行输尿管再植术（图
12-11，图 12-12），输尿管支架管留置 2 个
月。组织学检查显示没有肿瘤细胞残留。
18 个月后影像检查及随访显示获得良好尿

控，排尿时低等级的膀胱输尿管反流（图
12-13，图 12-14）。以上证明了机器人辅助
腹腔镜手术在盆腔良恶性肿瘤治疗中具有一
定优越性。

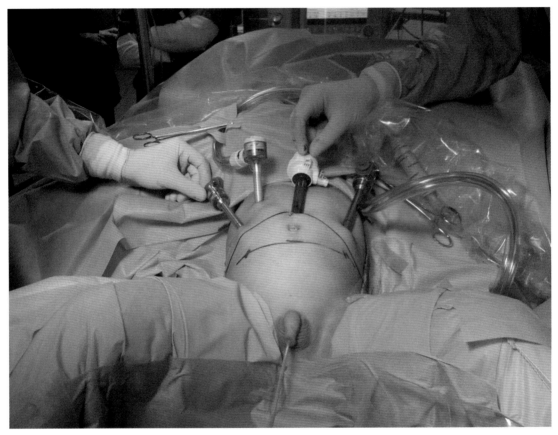

图 12-11　机器人设备横纹肌肉瘤经膀胱途径行部分膀胱前列腺切除术。12mm 镜头套管、8.5mm 操作套管及 5mm 辅助套管

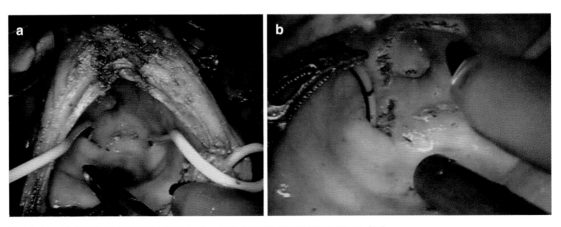

图 12-12　膀胱三角区及输尿管支架管（a）。切除前用单极剪刀标记肿瘤边缘（b）

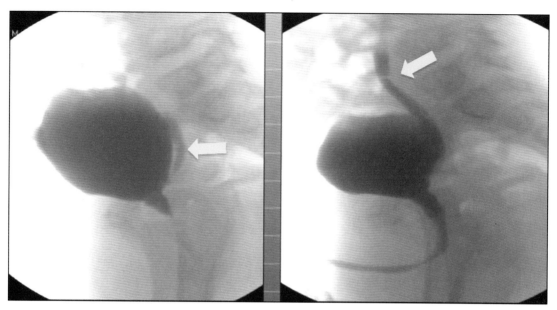

图 12-13　术后 VCUG 显示有功能的膀胱及轻度膀胱输尿管反流

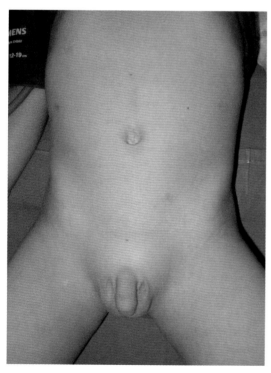

图 12-14　术后 18 个月腹部外观

12.5　提示和技巧

　　机器人辅助膀胱颈重建，制造一个永久性的导尿管，是机器人手术的一个进步。我们强烈建议外科医生尝试这些手术前要对机器人辅助肾盂成形术及输尿管再植术非常熟悉。下面的提示和技巧能明显降低手术时间。

　　我们强烈建议，用一个图 12-5 一样的材料将所有的套管固定在皮肤上。器械及机械臂操作过程中套管的意外脱落会明显增加手术时间。

　　机器人入坞前，需要用独立的腹腔镜，移动整个右半结肠及中部横结肠。一旦机器人入坞，控制台的医生就无法看到头端，大肠就无法再移动（必要时降低阑尾吻合到膀胱的张力）。

　　理想的初始患者应该是青春期前的女

性，做索带悬吊解剖时不用担心损伤输精管。我们还建议第一例患者最好没有做过脑室腹腔分流术，即使有也是最轻度的腹部修复手术。脑室腹腔分流术会引起腹腔内粘连，导致更高的中转率。

对脑室腹腔分流术的处理存在争议。有些研究者提倡把它放置在无菌的腹腔镜标本袋内。直到现在我们也还没有发现脑室腹腔分流感染，没有对分流管采取过治疗措施。我们最近有一个脑脊液假囊肿形成病例，需要将分流外引流。

尽管有人建议对这些患者进行常规术前肠道准备，以降低肠道负担，尤其是对那些神经源性肠道病变患者，但我们没有这么做。

做膀胱颈前的阴茎背静脉结扎能明显降低出血，提高术野能见度。

所有的逼尿肌隧道建立在膀胱后壁，可以降低结石形成，减少尿路感染，增加黏液的清除。改进手术的措施一直在不断推广。机器人辅助手术的优点在大多数患者身上得到证明。3/4 的患者术后第二天排气。2 例单侧低度反流患者病情加重，但对加量抗胆碱能药物有效。

结论

机器人辅助腹腔镜手术除了可以降低术后疼痛，快速康复，有更好的美容效果，在儿童深部盆腔手术中仍有巨大的潜能，其中一个重要的原因是该技术在泌尿系统及妇产科手术中有一个坚强的立足点。因为可以获得相同的效果，机器人手术比传统手术还有

一些其他优点，如更小的切口，更少的术中出血量，更少的术后疼痛，更短的住院时间，对那些膀胱出口无力的患者我们很少行开放膀胱颈重建手术。在早期经验少时，机器人辅助手术需要更多的手术时间。然而，过一段时间，手术时间会明显缩短，和传统开放手术更接近。当我们在开放手术的基础上做 Leadbetter/Mitchell 技术膀胱颈修复时，其他的膀胱颈修复技术也可以采用。不管怎样，我们推荐最初选择身体单薄、青春期前并且没有腹部手术病史的患者，尤其是不能有脑室腹腔分流术史。

在报道的机器人辅助手术行下尿路重建治疗尿失禁中，我们的病例数是最多的。我们的数据表明机器人手术与开放手术相比有同样的尿控效果，而且有自己的优点，更短的住院时间，更轻微的手术疼痛。我们正在研究与传统手术的进一步比较。

参考文献

1. Gundeti MS, et al. Robotic-assisted laparoscopic reconstructive surgery in the lower urinary tract. Curr Urol Rep. 2013;14(4):333–341.
2. Gundeti MS, et al. Paediatric robotic-assisted laparoscopic augmentation ileocystoplasty and Mitrofanoff appendicovesicostomy (RALIMA): feasibility of and initial experience with the University of Chicago technique. BJU Int. 2011;107(6):962–969.
3. Bagrodia A, Gargollo P. Robot-assisted bladder neck reconstruction, bladder neck sling, and appendicovesicostomy in children: description of technique and initial results. J Endourol. 2011; 25(8):1299–1305.
4. Abrams P, et al. The standardisation of terminology of lower urinary tract function: report from the standardisation sub-committee of the international continence Society. Neurourol Urodyn. 2002;21(2):167–178.
5. Snodgrass WT, Gargollo PC. Urologic care of the neurogenic bladder in children. Urol Clin North Am. 2010;37(2):207–214.

6. Itesako T, et al. Clinical experience of the VQZ plasty for catheterizable urinary stomas. J Pediatr Urol. 2011;7(4):433–437.

7. Minoli D, et al. Robotic assisted partial cysto-prostatectomy for embryonal rhabdomyosarcoma. In: 26th congress of the European society of pediatric urology. Prague, Czechoslovakia; 2015.

8. Venegas AM, et al. Robotic prostatectomy in a child of 7 years: a case report. In: 26th congress of the European society of pediatric urology. Prague, Czechoslovakia; 2015.

9. Marchetti P, et al. Management of the ventriculo-peritoneal shunt in pediatric patients during robot-assisted laparoscopic urologic procedures. J Endourol. 2011;25(2):225–229.

10. Berkowitz J, et al. Mitrofanoff continent catheterizable conduits: top down or bottom up? J Pediatr Urol. 2009;5(2):122–125.

机器人辅助腹腔镜前列腺小囊切除术

13.1 引言

因抗苗勒管激素（anti-Müllerian hormone，AMH）产生不足和（或）作用减退导致机体内女性原始生殖结构退化不全形成苗勒管遗迹（Müllerian duct remnants，MDR）。膨大的苗勒管遗迹可形成前列腺小囊或苗勒管囊肿，在新生儿中的检出率达 4%，在成人可达 1%。但临床发病率与检出率之间并没有直接关系。11%~14% 的前列腺囊患者合并存在轻度尿道下裂、性分化障碍（disorders of sexual differentiation，DSD），约 50% 患者合并会阴型尿道下裂。

MDR 可以无症状，也可因为囊内积尿表现为尿路感染（urinary tract infections，UTI）、囊内结石、排尿困难、尿路反流压力紊乱、假性尿失禁等。此外，也有部分恶变的病例报道。

诊断通常是很容易的。超声上显示是一种位于膀胱后方的低回声囊性表现，而排尿性膀胱尿道造影（voiding cystourethrogram，VCUG）则显示尿道和囊肿之间存在反流（图 13–1）。核磁共振成像通常是用来明确囊肿大小及其与其他骨盆内组织结构的关系（图 13–2）。

因存在保护患者生殖能力及防止盆腔神经损伤的要求，MDR 的治疗显得极具挑战性。以前曾有几种开放手术的方法：①经会阴入路；②耻骨后入路及耻骨弓上入路；③经膀胱三角入路；④经腹膜入路；⑤后

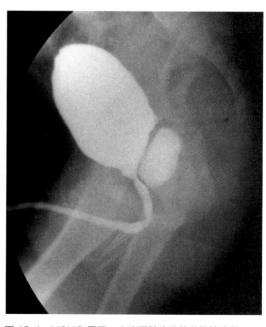

图 13–1　VCUG 显示一 6 岁男性患儿的苗勒管残留

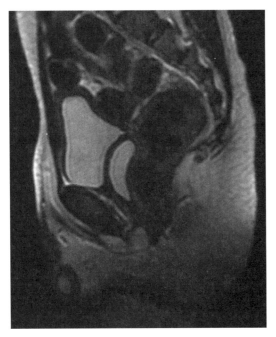

图 13-2　MRI 确认膀胱后方一囊性病变

矢状入路；⑥前矢状入路（anterior sagittal transanorectal，ASTRA）；⑦直肠后入路或直肠旁入路。

　　1994 年，McDougall 首次成功报道了成人保留控尿和生殖能力的腔镜 MDR 治疗

术式。从此以后，腔镜治疗 MDR 逐渐成为首选，而机器人辅助 MDR 切除报道的例数则很少，只有零星的文献报道。

13.2　术前准备

　　对于合并性别发育异常的患者，术前应首先完善内分泌及基因评估。我们建议包括染色体核型和性激素系列（抗苗勒管激素、促卵泡激素、黄体酮、睾酮）。

　　如果同时存在尿路感染，那么术前准备时则需使用抗生素。

　　患者取头低脚高位，双腿分开。如果使用达芬奇机器人，则把机器放置于患者的右侧；如果操作台不能活动，则把机器放置于患者足部。在手术之前，先行膀胱镜检查并于 MDR 内留置导尿管（图 13-3）。

　　经脐水平横向做 3 个 8mm trocar 孔，三者间距 6cm 以上。并于脐平线上方结合术中具体情况加做辅助操作孔（图 13-4）。

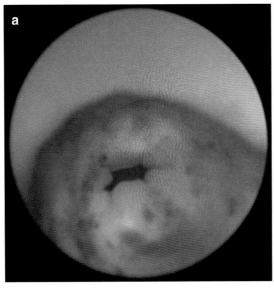
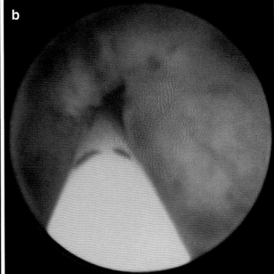

图 13-3　膀胱镜下显示苗勒管残留开口（a），将导尿管放置于 MDR 腔内（b）

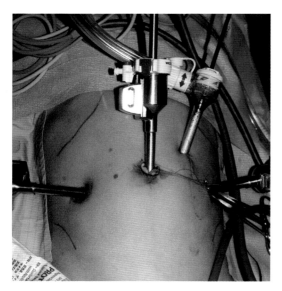

图 13-4　于脐平线做 3 个 8mm 的机械臂操作孔。于脐部及左侧操作孔的上方区域加做辅助操作孔

13.3　手术步骤

自膀胱后壁缝合一针悬吊线，并用蚊式钳在腹壁外将其固定。

打开盆腔腹膜，仔细游离周围组织直至前列腺囊壁。然后自辅助操作孔置入腔镜抓钳轻柔地悬吊囊壁，这时主刀可以同时使用两个机械臂分别用单极钩、剪刀和抓钳彻底游离前列腺囊。在游离的过程中，尤应注意避免膀胱颈、尿道、直肠、输尿管、输精管、前列腺及精囊的损伤。如果囊内存在没有功能的异位输精管时，也可以同时行选择性单输精管切除。彻底游离囊壁后，夹闭或丝线缝合前列腺小囊开口。于尿道与囊壁的连接部切除囊壁并自操作孔取出（图 13-5 ）。留置尿管，手术结束。

13.4　术后护理

患者可于术后当天恢复经口进食。必要时可使用对乙酰氨基酚及非甾体抗炎药来进行术后镇痛。留置尿管 3～4 天，直至正常排尿后出院。

13.5　手术并发症

如果结扎前列腺小囊开口过于接近尿道时可能会引起尿道狭窄；如果结扎线过于远离连接部的话，可能仍会残留前列腺小囊的症状。除了上述技术性的错误，对周边组织的损伤尤应重视。特别是输精管，因其从解剖上更靠近前列腺小囊，在术中尤应高度留意。同时，术中精细操作、密切监测及稍微远离囊壁进行操作以避免盆腔内结构的损伤。

13.6　讨论

长期以来，前列腺小囊的治疗是极具挑战性的事情。自 20 世纪 90 年代以来，腔镜治疗被认为安全性更高、术后疼痛更小、并发症更少、住院时间更短、恢复期更快。我们的经验是微创治疗前列腺小囊几乎没有并发症及囊壁残留。机器人辅助手术因其 3D 视角及良好的操控性相较于传统腔镜手术更有优势。

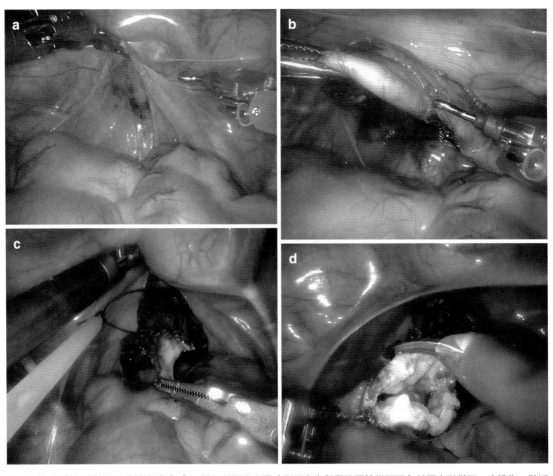

图 13-5 用单极电钩打开盆腔腹膜（a）；辨识前列腺小囊（利用事先留置的尿管做标记）并固定以供下一步操作；贴近前列腺小囊开口与尿道连接部放置结扎夹（c）；切除并移除囊壁（d）

参考文献

1. Lima M, Aquino A, Dòmini M, et al. Laparoscopic removal of müllerian duct remnants in boys. J Urol. 2004;171(1):364–368.

2. Smith-Harrison LI, Patel MS, Smith RP, et al. Persistent Müllerian duct structures presenting as hematuria in an adult: case report of robotic surgical removal and review of the literature. Urol Ann. 2015;7(4):544–546.

3. Josso N, Belville C, di Clemente N, et al. AMH and AMH receptor defects in persistent Müllerian duct syndrome. Hum Reprod Update. 2005;11:351–356.

4. Hong YK, Onal B, Diamond DA, et al. Robot-assisted laparoscopic excision of symptomatic retrovesical cysts in boys and young adults. J Urol. 2011;186(6):2372–2378.

5. Goruppi I, Avolio L, Romano P, et al. Robotic-assisted surgery for excision of an enlarged prostatic utricle. Int J Surg Case Rep. 2015;10:94–96.

6. Meisheri IV, Motiwale SS, Sawant VV. Surgical management of enlarged prostatic utricle. Pediatr Surg Int. 2000;16:199–203.

7. Farikullah J, Ehtisham S, Nappo S, et al. Persistent Müllerian duct syndrome: lessons learned from managing a series of eight patients over a 10-year period and review of literature regarding malignant risk from the Müllerian remnants. BJU Int. 2012;110(11 Pt C):E1084–1089.

8. Lima M, Aquino A, Domìni M. Laparoscopic treatment of utricolar cysts. In: Bax KMA, Geogeson KE, Rothenberg SS, Valla JS, Yeung CK, editors. Endoscopic surgery in infants and children. Berlin: Springer; 2008. p. 737–741. (Chapter 99).

9. McDougall EM, Clayman RV, Bowles WT. Laparoscopic excision of müllerian duct remnant. J Urol. 1994;152(2 Pt 1):482–484.

10. Najmaldin A, Antao B. Early experience of tele-robotic surgery in children. Int J Med Robot. 2007;3:199–202.

11. JA W, Hsieh MH. Robot-assisted laparoscopic hysterectomy, gonadal biopsy, and orchiopexies in an infant with persistent Mullerian duct syndrome. Urology. 2014;83:915–917.

腹膜后机器人手术

14.1 简介

Yeung 等人首次描述了经腹膜后入路进行儿童腹腔镜手术。自经机器人腹膜后入路进行肾脏手术成功以来，作者稍微改进了这种方法，改为行肾盂成形术和半肾切除术，手术成功率令人满意。然而，由于技术上的挑战，这种方法尚未得到广泛的应用。经腹膜后入路是开腹手术的首选途径。经腹膜后入路的学习曲线稍长，但是其优点是可以显著降低腹部器官损伤的风险。在经腹膜后入路的肾盂成形术和半肾切除术中，其吻合口漏和创面的少量渗出具有自限性。只有很少的研究客观地比较了这两种方法，仍需要大样本的随机对照试验来证实。

14.2 适应证

与经腹腔的肾盂成形术相同，腹膜后入路具有同样的适应证。然而，机器人手臂的小空间和有限的灵活性使得异位肾、马蹄肾和下腔静脉后输尿管狭窄的手术相对困难。二次手术不应使用腹膜后入路，因为组织纤维化和解剖标志的缺乏将使手术危险大大增加。经腹膜后入路的体重下限为 12kg。因为机器人仪器比较笨重，对于体重更轻的婴儿，应该通过经腹腔途径手术或开放手术。

14.3 患者体位

患者采用 80°～90° 的侧卧位，对侧髂嵴下放置负极板，这就延长了髂肋距离。成人不需要进一步弯曲。相反，手术台的弯曲会减小腹膜后间隙的前后径，最终导致端口和仪器的碰撞。上方的腿伸直，下方的腿屈曲（图 14-1）。双腿间放置软胶垫以避免腿部直接接触，防止压伤。

14.4 经腹膜后入路

经腹膜后入路中最主要的问题是选择正确的套管位置。第一步是髂棘上约 1.5cm 处做一长 10～12mm 的切口（图 14-2）。用小的 Langenbeck 拉钩逐层分开 3 层肌层，直达腰背筋膜。随后切开筋膜。示指插入手术切口，可触及肾下极和肋缘内侧面。手术应向头端行腹膜后间隙分离，以免撕裂腹膜。

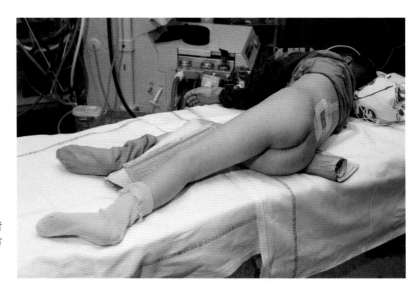

图 14-1　腹膜后入路手术患者的体位。上方的腿伸直，下方的腿屈曲。髂嵴下垫一软胶垫。手术床平放

分离出合适的空间后，置入解剖球囊。青少年和成人患者可应用商业球囊扩张器，儿童患者可应用简单的自制球囊。自制球囊由一个 8 号外科手套的手指结扎到 10 ~ 12F 尿管的顶端制成。根据患者体型的大小，球囊可充 200 ~ 300ml 的空气使其膨胀。扩张应维持 3 ~ 5 分钟，以充分止血。同时，外筋膜及皮肤预制 3-0 缝合线，留待稍后在镜头孔附近打结，以避免 CO_2 泄漏。

14.5　端口安置

球囊放气和取出后，在手指引导下，将机器人的内侧和外侧端口引入腹膜后间隙（图 14-2）。我们更喜欢手指引导而不是视觉引导，因为它的位置更精确，而且腹壁可以在端口周围被压缩。这一点很重要，因为空间有限，所以不能将端口插入腹膜后太远，特别是在较小的儿童和婴儿身上。事实上，到目前为止，端口很少进入太深，因为机器人生产者推荐将端口的枢轴点 sweet

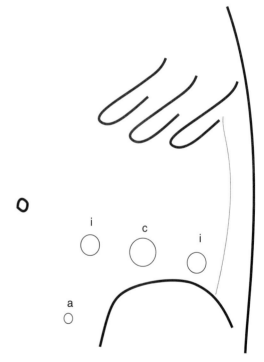

图 14-2　机器人辅助腹膜后入路手术的端口位置。镜头孔（c），器械孔（i），可选择的辅助孔（a）

pot 放置在筋膜层。此外，我们更喜欢将膨胀的 VersaStep ™系统与达芬奇系统钝套管针相结合，这使得放置更容易，也可能更安全。另一个 5mm 的辅助端口可以放置在髂

窝，术中可行吸引、进针或止血。10mm 的气球端口最终被放置在主切口上，用前面提到的端口周围的缝合线进行打结。器械车放置在患者的头端。

14.6　腹膜后手术程序

端口放置完成后，注入 CO_2，最大压力为 8~10mmHg，同时进入镜头和器械。最初的视野是肾筋膜，应该用双极 deBakey 和单极电刀紧贴肌肉并尾向开口广泛切开。应注意切口下端以下的脂肪，它可能含有一些重要的静脉。这个过程中仔细止血、保持清晰的视野是非常重要的，只有这样才能在一个几乎没有解剖标志的空间中定位。然而，腰肌在外侧，肾脏在内侧是可以被清晰识别的。一旦肾筋膜及肾的后方组织被打开，肾就会中等程度地下降，暴露背侧，包括血管和集合系统。在肾盂成形术中，完全解剖肾下极是至关重要的，以避免术中损伤下极血管。从这一点来看，腹膜后手术与本书其他章节所述的腹膜后手术方法无显著差异。此外，与经腹膜入路相比，动脉显露更加直接和简单。此种机器人手术的局限性在于难以显露下段输尿管。在半肾切除的情况下，想要解剖典型的上极输尿管直到膀胱，可从髂窝的辅助端口取出游离的输尿管，这样可以很容易地分开离膀胱很近的输尿管。

结论

机器人腹膜后入路的初始步骤需要一些训练。一旦熟悉了这种方法，手术就很简单，至少在理论上，对腹腔器官的损伤风险较低。大多数外科医生都倾向于开放手术治疗肾脏 / 输尿管疾病。

参考文献

1. Yeung CK, Tam YH, Sihoe JD, et al. Retroperitoneoscopic dismembered pyeloplasty for pelvi-ureteric junction obstruction in infants and children. BJU Int. 2001;87(6):509–513. PM:11298045
2. Olsen LH, Jorgensen TM. Computer assisted pyeloplasty in children: the retroperitoneal approach. J Urol. 2004;171(6 Pt 2):2629–2631.
3. Olsen LH, Rawashdeh YF, Jorgensen TM. Pediatric robot assisted retroperitoneoscopic pyeloplasty: a 5-year experience. J Urol. 2007;178(5):2137–2141.
4. Olsen LH, Jorgensen TM. Robotically assisted retroperitoneoscopic heminephrectomy in children: initial clinical results. J Pediatr Urol. 2005;1(2):101–104. http://www.sciencedirect.com/science/article/B7GX6-4FJXNBT-3/2/2d7d9e5fdf88408fcc6b7b9738ece73f
5. Anderberg M, Kockum CC, Arnbjornsson E. Paediatric computer-assisted retroperitoneoscopic nephrectomy compared with open surgery. Pediatr Surg Int. 2011;27(7):761–767.
6. Casale P. Robotic pediatric urology. Curr Urol Rep. 2009;10(2):115–118.
7. Abuanz S, Game X, Roche JB, et al. Laparoscopic pyeloplasty: comparison between retroperitoneoscopic and transperitoneal approach. Urology. 2010;76(4):877–881.
8. Canon SJ, Jayanthi VR, Lowe GJ. Which is better--retroperitoneoscopic or laparoscopic dismembered pyeloplasty in children? J Urol. 2007;178(4 Pt 2):1791–1795.

机器人辅助胆总管囊肿手术

15.1 引言

胆总管囊肿患儿的治疗一般选择囊肿切除术及肝肠吻合术，传统上这一术式为开腹行肝管空肠吻合术。1995 年，用微创腹腔镜手术治疗这一疾病被首次报道。因为这是一个对技术要求很高的手术，最初微创治疗胆总管囊肿这一术式的应用不是很广泛。然而最近 7 年来，大量报道和来自腹腔镜手术更为普及的东南亚中心的一些惊人的大型系列研究，掀起了腹腔镜治疗胆总管囊肿的热潮。微创手术已经成为他们治疗胆总管囊肿的标准术式。我们于 2007 年开始应用这一技术。然而，作为一个对机器人手术感兴趣并提供超区域儿科肝脏诊疗的部门，2009 年我们完成了从常规腹腔镜手术到机器人辅助切除胆总管囊肿和 Roux-en-Y 肝空肠吻合术的转换。这项新技术已成为治疗胆总管囊肿患者的标准术式。

15.2 手术技术

作为患者术前工作的一部分，我们主张行 MRCP（图 15-1）以清晰地显示导管和

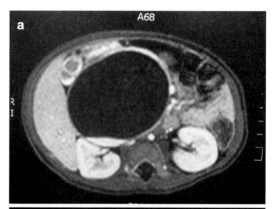

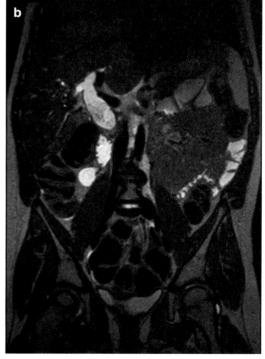

图 15-1 典型的 1c（a）和 1f（b）型囊肿

任何可能的狭窄。

　　鉴于婴幼儿操作空间有限，我们更愿意使用标准达芬奇手术系统（Intuitive Surgical，Sunnyvale，CA）的三条臂：一个镜头臂和两个工作臂。患者取仰卧位，头部轻微倾斜（反向 Trendelenburg 位），留置鼻胃管和导尿管。预防性静脉注射抗生素（克拉维酸）。手术室布局与所有机器人辅助肝胆手术的手术室布局都相似。手术台可能需要移动并转向以适应手术室环境，同时优化安全的手术和麻醉操作。患者侧推车放置在右肩上方，显示屏推车进一步向下放置于患者的右侧。助手坐在患者的左侧。器械护士和他们的仪器台车也被定位在左边，靠近手术台足侧。

　　我们放置戳卡的技术随着时间的推移而有所改进。初期，我们习惯于使用标准开放技术通过脐下弧形切口放置 12mm 戳卡。然而由于我们需要在体外建立 Roux 环路，这个伤口需要在手术后期进行延长。我们现在开始为这个手术的后续步骤制作合适尺寸的脐下弧形切口，手术开始时放置一个 Alexis® 腹腔镜系统伤口保护器 / 牵开器（Applied Medical，Rancho Santa Margarita，CA，USA）。腹腔镜可以通过该系统的盖子放置，同时保持气腹。取下盖子，然后根据需要重新放置以便从腹部移除和更换以形成 Roux 环。以前，我们会在使用机器人完成胆总管囊切除后，延长脐部切口并移除镜头孔戳卡，以便在体外形成 Roux 环。一旦肠道还纳到腹膜腔内，切口必须部分缝合，以重新适应镜头孔戳卡，并重新建立气腹，

最后完成机器人辅助肝空肠吻合术。操作孔戳卡的确切位置取决于患者的身高和囊肿的大小（图 15-2）。一般情况下，两个操作孔戳卡（5~8mm）在直视下放置，正好位于锁骨中线外侧，右侧戳卡位于脐下或略低于脐孔，左侧戳卡稍高一些（图 15-3）。在大多数肝胆手术中，作者主张使用 30°12mm 腹腔镜和 8mm 机器人手术器械。0° 腹腔镜的功能不如 30° 腹腔镜，而 12mm 的镜头提供了比 8.5mm 镜头更好的视野。8mm 镜头比 5mm 镜头更通用，具有更广的活动度。辅助操作戳卡（3.5~5mm）放置在助手的最左侧位置。这样助手可以根据手术需要置入缝合线和其他相应器械以反向牵引组织，根据需要进行吸引、冲洗或切割缝合。在选择辅助操作孔最佳位置并避免操作器械相互碰撞时，需要考虑患者左侧机器人手臂的方向和位置及其移动范围。通过右上腹戳卡进入 Nathanson 肝脏牵开器，以便轻柔挡开肝脏。如果囊肿很大（图 15-3），在置入腹腔镜之后，可能需要经皮抽吸囊肿，以便能够创建满意的腹腔内空间来建立操作孔并完成相应的后续过程。

　　切除囊肿时，外科医生的右手使用绝缘弯的单极剪刀（或者可以使用双极或等离子体动力抓钳）进行解剖，左手使用无创伤抓钳辅助。手术解剖首先从在胆总管囊肿上方打开肝十二指肠韧带开始，保持在囊肿壁周围解剖，并远离门静脉和肝动脉。继续向下解剖胆总管囊肿远端，囊肿逐步变细并进入胰腺，此时助手使用钝性辅助腹腔镜器械向下牵引十二指肠。这样操作可以轻松地绕过

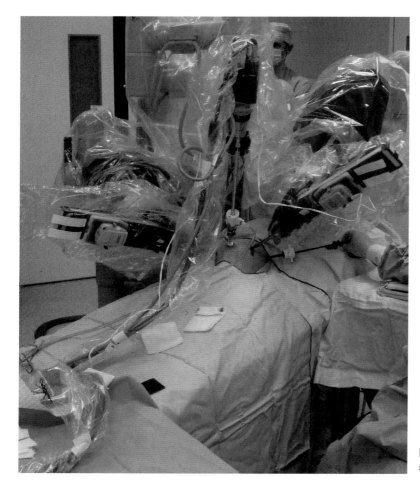

图 15-2　戳卡的分布和位于患者左侧的助手

胆总管囊肿背侧，并远离门静脉。解剖分离时一定要小心，不要误伤胰腺和胰管。典型的胆总管囊肿，胆总管远端非常狭窄，外观像"象尾"一样。胆总管囊肿远端胰头内部分可以直接切断，无需结扎远端。某些囊性类型和所有梭形囊肿中，切除前需要使用可吸收缝线（或者使用一个或两个夹子固定远端）将远端固定（图 15-4），或者结扎1~2 次。随后将胆总管囊肿从门静脉（图15-5）移向肝管。

　　一旦囊肿可以完全移动，需要将胆囊从胆囊床上分离解剖下来。肝总管在肝管汇合处下方分开。如果需要，肝管检查并冲洗。

将肝管分开然后修剪更安全，以避免切割太高并最终分离左右肝管。一旦清楚地看到管腔并明确其解剖结构（图 15-6），肝管的断端延伸至左肝管以增加肝空肠吻合口的大小。如果左肝管和右肝管分离，则可分别进行吻合或将其整形缝合在一起，然后进行单一肝肠空肠吻合术。由于低位汇入肝门部的小分支很容易在术前 MRCP 中漏掉，因此术中一定要仔细分辨。处理肝管壁时一定要小心仔细，肝管分叉处勿解剖太深，因为过度解剖会损害胆管血液供应并增加术后吻合口瘘和（或）狭窄形成的风险。

　　接下来的手术步骤是创建 Roux 环。当

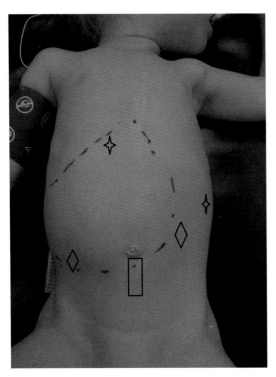

图 15-3　患者麻醉后所标记的囊肿位置及设计的戳卡位置。该囊肿需要在置入腹腔镜后吸出囊液，以便为其他戳卡和器械的置入创造空间。上腹部的右侧是 Nathanson 牵开器；左侧为 5mm 助手戳卡；脐下的矩形标记处为镜头孔；右侧和左侧的菱形为操作戳卡

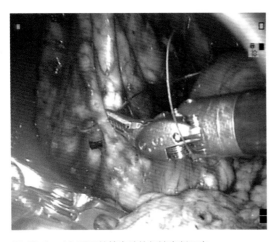

图 15-4　1C 型胆总管囊肿的低端穿刺固定

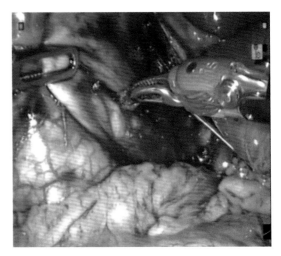

图 15-5　解剖囊肿的后部，将其从门静脉上提起

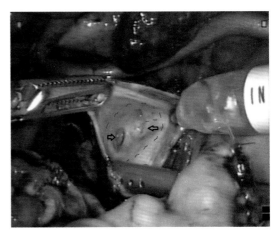

图 15-6　囊肿打开，冲洗，可见肝管开口（箭头所指）。红线表示修剪的最终高度和鱼嘴进入左肝管

手术医生要确定十二指肠空肠曲的时候，要求助手从副孔用无创伤抓钳提起大肠。仔细定位小肠并送入助手的抓钳。在机器手臂松开时，助手必须尽全力不要松开、扭动抓钳，或者使肠道定位不准确，随后于脐下开口，并将空肠提出体外。如果使用 Alexis 牵开器，助手可使用抓钳通过牵开器将空肠环送出。30cm 体外空肠 Roux 环完成后（图 15-7），送回入腹腔。在横结肠系膜上制作一个小窗口，将 Roux 环经结肠后上提至横断的肝管。对于婴儿和小孩，结肠后 Roux 定位可以在体外进行，但大一些的儿童应在体内进行。重置 Alexis 牵开器盖子，重新建立气腹，置入腹腔镜并重新锁定机器

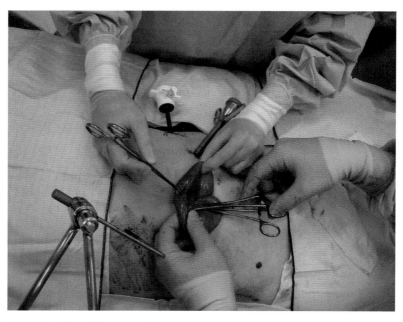

图 15–7　体外完成 Roux-en Y

人（或者将延长的切口稍微变窄以重新安装
12mm 机器人镜头孔戳卡）。体内建立横结
肠系膜裂孔时，左手 Cadiere 机器人器械放
置在横结肠后面，其尖端朝向腹腔镜镜头，
然后助手使用无创伤抓钳将横结肠向腹壁方
向上提，同时主刀医生使用机器人单极剪刀
于结肠系膜打开一个洞。一旦一个大小合适
的横结肠系膜裂孔后建立，应用无创伤左手
机器人器械将 Roux 环拉过并且放置在之前
横断的肝管附近。随后主刀医生必须仔细检
查肠系膜有无扭转，有无张力，肠系膜裂孔
有没有卡压肠管，以及 Roux 环是否自然地
靠近肝门。距离 Roux 环末端数毫米，于小
肠对系膜缘使用单极透热剪刀切开小肠，切
开直径大小以匹配制备的肝管的直径为宜。
随后使用 5/0 或 4/0 可吸收缝线在后壁的 6
点钟位置开始吻合，要求吻合无张力（图
15–8）。

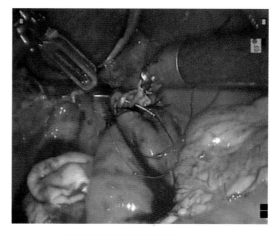

图 15–8　可吸收缝线间断行肝空肠吻合

彻底吸出腹腔内气体，如有必要用温盐
水冲洗腹腔，通过 Nathanson 牵开器戳孔处
将引流管置于吻合口附近。标本被移除，分
层关闭切口及戳卡孔。

预防性静脉注射抗生素 48 小时，术后
第 3 天开始经口进食。通常情况下，术后第
4 天拔出腹腔引流管，术后第 4～6 天出院。

15.3 讨论

虽然胆总管囊肿传统上被视为开放手术，但最近出版物的增加表明，微创手术正在成为新的标准方法，特别是在大的医疗中心。与此同时，自 2006 年首例报告机器人辅助胆总管囊肿切除术以来，报告病例的医疗中心数量逐渐增加。到目前为止，已有 90 例在文献上发表。这些主要在儿童中进行，仅有 9 例关于成人病例的报道。在大多数儿科病例中，Roux-en-Y 环往往在体外完成，而成人一般在体内进行。

迄今为止作者在儿童中进行了 58 例机器人辅助胆总管囊肿手术。平均年龄为 5.6 岁（年龄范围 0.3～16 岁），平均控制操作时间为 302min（范围 202～394min）。这包括我们的学习曲线。中转率为 15.5%：全部是解剖或技术原因，无一例出现手术并发症。并发症发生率为 3.4%：1 例发生胆瘘和胆管狭窄，1 例于手术后 4 年发生肠粘连、肠梗阻。与传统腹腔镜手术相比，机器人辅助的特别优势是肝空肠吻合术更容易和更精确。据报道，在大的医疗中心，根据手术时间和并发症的情况，腹腔镜胆总管囊肿切除术和肝空肠吻合术的学习曲线一般为 30 例。目前尚不清楚这种方法在小的医疗中心会有什么样的结果。研究表明，机器人辅助手术可以起到促进作用，有助于外科医生学习更复杂的微创手术。在中等大小的医疗中心可能更为重要。

最近一些医疗中心质疑肝胆管空肠切开术作为胆总管切开术后胆管引流的首选方法

的好处，他们认为肝十二指肠切开术更好，因为它适用于微创方法，并且如有需要，术后内窥镜可以进入吻合口。仅有 1 例胆总管囊肿切除术和肝十二指肠造口术的成人病例，这只是因为患者在之前的减肥手术后曾改变了胃肠解剖结构。需要一些仔细和准确的长期随访来证明肝十二指肠吻合术实际上是一种更好的或有比较性的方法。接受肝十二指肠造口术的患者的中期随访研究表明，与肝空肠吻合术相比，他们的腹痛风险更高，其中关注的是 Roux 环并发症的风险。我们的目标是使机器人辅助手术具有同开腹手术一样的安全和手术效果。

与所有新技术一样，机器人辅助切除胆总管囊肿和肝空肠吻合术的总操作时间可能很长。与其他作者一样，我们发现新方法对儿童安全有效。它可以使患者早期康复，并发症发生率低，并为外科医生带来显著的人体工程学优势。同时使父母和年长的孩子对美容效果感到满意（图 15-9）。

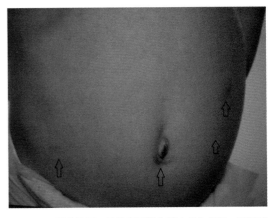

图 15-9　美容效果。箭头所指处为戳卡分布位置，牵开器位置在右上角可见。请注意操作戳卡的位置，这样的位置对小孩来说，可以为仪器在腹腔内部提供更多的工作空间

参考文献

1. Miyano T, Yamataka A, Kato Y, et al. Hepaticoenterostomy after excision of choledochal cyst in children: a 30 year experience with 180 cases. J Pediatr Surg. 1996;31:1417–1421.
2. Farello GA, Cerofolini A, Rebonato M, et al. Congenital choledochal cyst: video-guided laparoscopic treatment. Surg Laparosc Endosc. 1995;5:354–358.
3. Lee KH, Tam YH, Yeung CK, et al. Laparoscopic excision of choledochal cysts in children: an intermediate-term report. Pediatr Surg Int. 2009;25:355–360.
4. Tang ST, Yang Y, Wang Y, et al. Laparoscopic choledochal cyst excision, hepaticojejunostomy, and extracorporeal Roux-en-Y anastomosis: a technical skill and intermediate-term report in 62 cases. Surg Endosc. 2011;25:416–422.
5. Wang B, Feng Q, Mao JX, et al. Early experience with laparoscopic excision of choledochal cyst in 41 children. J Pediatr Surg. 2012;47:2175–2178.
6. Diao M, Li L, Cheng W. Laparoscopic versus open Roux-en-Y hepatojejunostomy for children with choledochal cysts: intermediate-term follow-up results. Surg Endosc. 2011;25:1567–1573.
7. Liem NT, Pham HD, Dung LA, et al. Early and intermediate outcomes of laparoscopic surgery for choledochal cysts with 400 patients. J Laparoendosc Adv Surg Tech A. 2012;22:599–603.
8. Qiao G, Li L, Li S, et al. Laparoscopic cyst excision and Roux-Y hepaticojejunostomy for children with choledochal cysts in China: a multicentre study. Surg Endosc. 2015;29:140–144.
9. Dawrant MJ, Najmaldin AS, Alizai NK. Robot-assisted resection of choledochal cysts and hepaticojejunostomy in children less than 10 kg. J Pediatr Surg. 2010;45:2364–2368.
10. Alizai NK, Dawrant MJ, Najmaldin AS. Robot-assisted resection of choledochal cysts and hepaticojejunostomy in children. Pediatr Surg Int. 2014;30:291–294.
11. Humphrey GM, Najmaldin A. Modification of the Hasson technique in paediatric laparoscopy. Br J Surg. 1994;81:1319.
12. Diao M, Li L, Cheng W. Is it necessary to ligate distal common bile duct stumps after excising choledochal cysts? Pediatr Surg Int. 2011;27:829–832.
13. Stringer MD. Wide hilar hepatico-jejunostomy: the optimum method of reconstruction after choledochal cyst excision. Pediatr Surg Int. 2007;23:529–532.
14. Woo R, Le D, Albanese CT, Kim SS. Robot-assisted laparoscopic resection of a type I choledochal cyst in a child. J Laparoendosc Adv Surg Tech A. 2006;16:179–183.
15. Kang CM, Chi HS, Kim JY, et al. A case of robot-assisted excision of choledochal cyst, hepaticojejunostomy, and extracorporeal roux-en-y anastomosis using the da Vinci surgical system. Surg Laparosc Endosc Percutan Tech. 2007;17:538–541.
16. Klein MD, Langenburg SE, Lelli JL, et al. Pediatric robotic surgery: lessons learned from a clinical experience. J Laparoendosc Adv Surg Tech A. 2007;17:265–271.
17. Meehan JJ, Elliott S, Sandler A. The robotic approach to complex hepatobiliary anomalies in children: preliminary report. J Pediatr Surg. 2007;42:2110–2114.
18. Geiger JD. Robotic excision of choledochal cyst. In: Holcomb GW, Georgeson KE, Rothenberg SS, editors. Atlas of pediatric laparoscopy and thoracoscopy. Philadelphia: Saunders Elsevier; 2008. p. 211–215.
19. Akaraviputh T, Trakarnsanga A, Suksamanapun N. Robot-assisted complete excision of choledochal cyst type 1, hepaticojejunostomy and extracorporeal Roux-en-y anastomosis: a case report and review literature. World J Surg Oncol. 2010;8:87.
20. Alqahtani A, Albassam A, Zamakhshary M, et al. Alshehri A. Robot-assisted pediatric surgery: how far can we go? World J Surg. 2010;34:975–978.
21. Chang EY, Hong YJ, Chang HK, et al. Lessons and tips from the experience of pediatric robotic choledochal cyst resection. J Laparoendosc Adv Surg Tech A. 2012;22:609–614.
22. Chong CCN, Lee KF, Wong J, et al. Robotic excision of adult choledochal cyst with total intra-corporeal reconstruction. Surg Pract. 2012;16:86–87.
23. de Lambert G, Fourcade L, Centi J, et al. How to successfully implement a robotic pediatric surgery program: lessons learned after 96 procedures. Surg Endosc. 2013;27:2137–2144.
24. Carpenter SG, Grimsby G, De Masters T, et al. Robotic resection of choledochocele in an adult with intracorporeal hepaticojejunostomy and roux-en-Y anastomosis: encouraging progress for robotic surgical treatment of biliary disease. J Robotic Surg. 2014;8:77–80.
25. Chang J, Walsh RM, El-Hayek K. Hybrid laparoscopic-robotic management of a type Iva choledochal cyst in the setting of prior roux-en-Y gastric bypass: video case report and review of the literature. Surg Endosc. 2015;29:1648–1654.
26. Kim NY, Chang EY, Hong YJ, et al. Retrospective assessment of the validity of robotic surgery in comparison to open surgery for pediatric choledochal cyst. Yonsei Med J. 2015;56:737–743.
27. Naitoh T, Morikawa T, Tanaka N, et al. Early experience of robotic surgery for type I congenital dilatation of the bile duct. J Robotic Surg. 2015;9:143–148.
28. Wen Z, Liang H, Liang J, et al. Evaluation of the learning curve of laparoscopic choledochal cyst excision and Roux-en-Y hepaticojejunostomy in children: CUSUM analysis of a single surgeon's experience. Surg Endosc. 2016; doi:10.1007/ s00464-

016-5032-5035.

29. Meehan JJ, Sandler A. Pediatric robotic surgery: a single-institutional review of the first 100 consecutive cases. Surg Endosc. 2008;22:177–182.

30. Santore MT, Behar BJ, Blinman TA, et al. Hepaticoduodenostomy vs hepaticojejunostomy for reconstruction after resection of choledochal cyst. J

Pediatr Surg. 2011;46:209–213.

31. Narayanan SK, Chen Y, Narasimhan KL, et al. Hepaticoduodenostomy versus hepaticojejunostomy after resection of choledochal cyst: a systematic review and meta-analysis. J Pediatr Surg. 2013;48:2336–2342.

胃底折叠术

大多数微创手术设备都是为成人设计的。儿童外科医生需要找到使成人设备适合儿童外科领域的方法。达芬奇也不例外，从来没有过设计儿童设备的想法。自机器人时代开始以来，为儿童重新设计或改进技术的做法很少。例如，Intuitive Surgical 公司的 5mm 仪器系列在 2004 年底问世，到现在已经有十多年的历史，一直没有扩展 5mm 机器人仪器产品线。可供儿童外科医生选择的器械仍然很有限，可用的 5mm 机器人器械不到 10 种。儿童外科医生不得不寻找独特的方法使这种技术在儿童中发挥作用。尽管存在这些挑战，但是我们可以利用一些简单的适应措施来提高在儿童中安全进行机器人手术的能力。

确定达芬奇能否用于儿科手术的第一步是分析与潜在工作区域有关的手术步骤。集中在重点位置的手术过程成功率最高。可能需要从腔的一个象限扫到相反象限的手术，需要进一步考虑。使用混合腹腔镜手术的方法可能适合于某些手术。术前仔细的手术计划包括设计患者体位、戳卡放置位置和戳卡进入深度。术前应与所有团队成员进行详细讨论，以避免在手术中出现困难。

16.1 体位

现在机器人的高度为 2 米，这对儿童来说是巨大的。机器人手术于儿童外科患儿的困难是，不仅需要考虑机器人手臂与患儿间的空间，而且手术台与其他机器人手臂的关系也需要考虑。为了避免手臂碰撞，我们建议使用泡沫填充物抬高较小的患者（图 16-1）。由于机器人的手臂不太可能与手术台碰撞，因此机器人手臂可在患者体外进行更大范围的运动。使用可压缩垫将患者从手术台上垫高，也为手术助手和麻醉师提供了更好的操作空间。我们通常将 10kg 及以下的儿童放在两个泡沫垫上，将体重在 10~20kg 之间的儿童放在一个泡沫垫上。较大的孩子通常不需要垫垫子。另一个重要的考虑是确保外部机器人手臂在患者身上有足够的空间。如果机器人手臂降到患者身上，可能会发生严重伤害。我们更喜欢在手术台上安装牢固的屏障，以保护患者（图 16-2）。

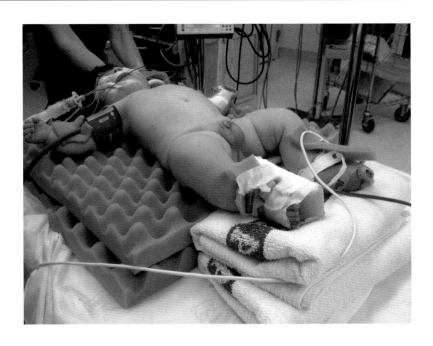

图 16-1　患者位置

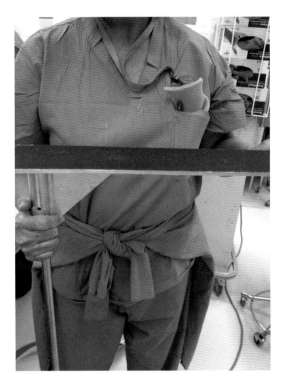

图 16-2　安全屏障放置

16.2　戳卡布局

机器人手术中戳卡的放置可能与标准微创外科手术中戳卡的放置不同。在标准微创外科手术中，人体工程学问题会影响外科医生放置戳卡。戳卡定位过于偏斜会给手术医生造成肩膀和颈部不适，并且会使简单的手术操作变得烦琐且冗长。然而，这些人体工程学的关注点在机器人手术中无须考虑。但是需要有一个平衡。戳卡靠得太近会产生一个新问题，即机器人手臂碰撞。相反，机器人手臂外部碰撞可以通过使机器人戳卡进一步分开来减少。但是这个好处只有在一定程度上才是好的，如果戳卡相隔太远，则可能会使视角变浅，并且外部手臂可能会与患者或手术台接触。在描述胃底折叠术时，我们将更深入地了解怎样安排戳卡布局。现在，机器人手臂之间的角度比它们分开的距离更重要。

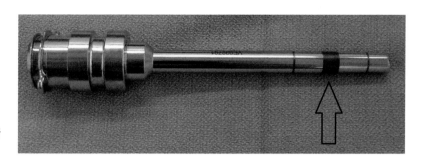

图 16-3　带有黑线的达芬奇
机器人戳卡

16.3　戳卡深度

机器人器械关节活动受限于腹腔内或胸腔内可用空间。虽然这在成人手术中几乎从不是问题，但器械尖端和戳卡之间的距离会成为儿童腹部腹腔镜手术的一个巨大问题。机器人手术戳卡的远程中心是机器人手臂在手术操作中的三维空间中的一个支点。该位置在达芬奇机器人戳卡上呈现一条粗黑线（图 16-3）。从远程中心到戳卡的距离是 2.9cm 的设定长度。制造商建议将机器人戳卡插入患者体内，使远程中心恰好位于体腔的内侧边缘。因此，2.9cm 的套管长度应在患者体内。最短的 5mm 达芬奇仪器是针驱动器。从仪器尖端到最近端的铰接接头测量针头驱动器的距离为 2.71cm。将该距离添加到铰接长度产生最小距离 5.61cm。换句话说，目标器官必须离开腹壁或胸壁至少 5.61cm。其他机器人仪器甚至更长。在儿童中，超过该最小距离的可用工作空间量可快速消失。

我们随时进行戳卡深度的调整，以便在选定患者中留出更多空间。虽然达芬奇戳卡上的远程中心标记最初是想在患者体内看到，但我们可以调整戳卡，使其位于患者的体外。手术中随时将戳卡撤回，使远程中心位于患者的体外，这样我们可以有效地增加操作范围，潜在地提高器械的可操作性。我们发现，这种简单的调整可以对我们做手术的能力产生巨大的影响，特别是对于较小的儿童。

16.4　视野

达芬奇系统的三维成像系统在机器人手术中是一个巨大的优势。达芬奇系统的 12mm 三维镜头实质上是由 12mm 轴上 2 个 5mm 镜头构成的。光学器件越好，其直径也越大，但 12mm 的直径对一些儿童来说太大了。2005 年，Intuitive 发布了一款 5mm 的 2D 镜头，用于达芬奇标准机器人。这个 5mm 的范围为新生儿机器人手术打开了大门，虽然它只是一个二维系统。5mm 镜头为新生儿病例的发展铺平了道路，并使机器人新生儿手术在几年内蓬勃发展。许多新生儿先天性胸部、腹部畸形首次在机器人操作下被修复。这些手术包括年龄小于 1 岁的婴儿进行十二指肠闭锁修补以及 2.2kg 6 日龄婴儿的 CDH 修复。虽然存在局限性，但现在也可以使用肺叶切除术治疗先天性肺腺瘤样畸形（CPAM）和肺隔离症。那时候，我们认为新生儿机器人手术已经开始了，但并没有持续，5mm 的镜头甚至在 Si 系统发布之前就中止生产了。从那以后，我们就再也没有尝试过回到 5mm 光学平台。与此同时 8.5mm 3D 镜头发布。虽然这个直径对某些新生儿来说可能有点太大，但对儿童来说它的确有很大的帮助。8.5mm镜头今天仍在使用，是使用可弯曲不分节的机器人器械来行胆囊切除术的关键器械（图16-4）。

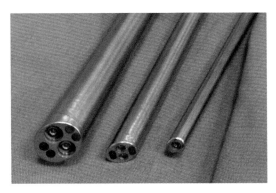

图 16-4　12mm、8.5mm 和 5mm 机器人镜头

16.5　第四臂

如果需要，达芬奇系统还有一个额外端口的第四臂。不幸的是，机器人的大尺寸以及儿童周围的有限空间限制了第四臂在儿科患者的应用。我们可能会考虑在胆总管囊肿中使用第四只手臂，但很少会找到其他应用。我们的建议是避免使用第四只手臂，直到医生熟练掌握机器人手术为止，因为在这样狭窄的空间中添加此手臂会显著增加手术的复杂程度。

16.6　胃底折叠术

上面的段落我们已经讨论了基础知识，现在可以继续讨论最基本的手术，即机器人胃底折叠术。胃底折叠术是学习儿童机器人手术的理想培训手术。相比胆囊切除术，胃底折叠术是一种成熟的腹腔镜手术，也是儿科普通外科最常见的微创手术之一。胃底折叠术需要进行缝合，具有一定的复杂性，所以比腹腔镜胆囊切除术更适于培训。这些手术是非急诊手术，患者的体形可能会有很大差异，这使得胃底折叠术成为了解患者体形如何影响戳卡放置决策的绝好机会。胃底折叠术也是标准腹腔镜手术的基准程序，常用于评估一个人的技能并建立学习曲线。因此，利用这一手术来训练外科医生机器人手术技能是有意义的。我们还了解到，机器人手术中戳卡部位的选择与腹腔镜手术的选择略有不同，这突出了两种技术之间的差异。了解这些差异在机器人手术学习曲线过程中至关重要，可以帮助外科医生将这些经验教训应用于更复杂的病例。在进行更具挑战性的病例之前，熟悉腹腔镜手术至关重要。

360°Nissen 手术是最常见的胃底折叠术，该手术通过腹部进行。其他胃底折叠术，比如 Toupet 和 Thal 手术则不常使用。胃底折叠术术式的选择由外科医生的偏好决定，但这几种术式都是可行的。腹腔镜手术的学习曲线在 25～30 例之间。我们发现机器人学习曲线与腹腔镜相比要短得多，可能只有 5 例。

在选择戳卡位置时，请记住，机器人手术是关注手臂相互之间的角度，而不一定是它们之间的距离。适当的戳卡摆放的最终目标是适当的角度，而不是距离。这些角度的保持非常重要，可以避免机器人手臂碰撞。镜头孔与左臂和右臂之间的角度应为约45°，这会在左右工作臂之间产生约90°的角度。一个儿童的戳卡位置如图16–5所示。应格外注意器械臂的两侧。

机器人位于患者头部上方。我们使用8mm镜头和5mm器械。解剖从暴露间隙开始，必要时结扎切断胃短血管。无论使用腹腔镜还是机器人方法，我们都尽量少地进行这两步操作。由于胃底折叠术的风险，我们更喜欢最小限度地切开裂孔，同时我们发现过度切开对视觉改善的影响很小。只要有可能，我们还尽可能减少结扎切断胃短血管的数量。胃底折叠术中的一种常见并发症是胃穿孔，可能是由于切断胃短血管时胃大弯受损而造成的。在胃大弯的最上方，我们尽量切断一小部分胃短血管，然后继续尝试包绕。如果胃底不够折叠，返回再多游离一点也很容易。这个步骤完成后，我们开始游离后面。当我们开始解剖食管后方时，由麻醉医生将开始时置入的探条收回（图16–6）。建立适当的窗口时，注意不要损伤迷走神经（图16–7）。5mm的Maryland可用于大多数解剖过程，并且最终可通过食管后方抓住胃底（图16–8）。一旦我们游离出足够

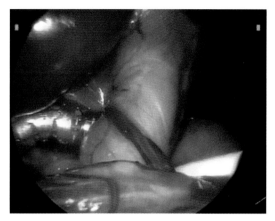

图 16–6　食管探条，在食管解剖时收回

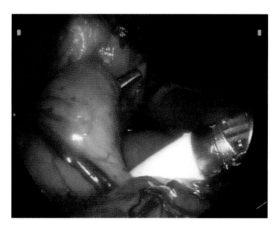

图 16–7　食管后窗口

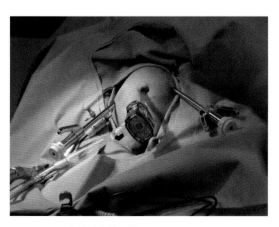

图 16–5　儿童的戳卡放置位置

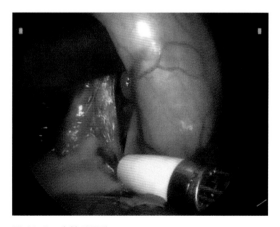

图 16–8　食管后通路

的窗口，就可以对裂孔进行评估。必要时用不可吸收缝线重新缝合膈肌脚，但是如果膈肌脚合适，就不需要缝合。大的食管裂孔缺损需要补片。商业补片的类型有许多种，但是不可吸收网格补片的效果最好。一旦裂孔处理好了，就可以开始折叠缝合。通过食管后方的窗口抓住可活动的胃底将其送至后方开始折叠（图16–9）。折叠需要用不可吸收缝线间断缝合，一般至少缝合3cm长（图16–10）。还可将完成的折叠缝合到膈肌下。

胃底折叠术患者通常需要胃造口管。一旦我们完成了胃底折叠术，我们会卸掉机器人，并使用手持式腹腔镜器械通过现有的

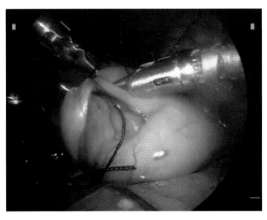

图16–9　胃底部通过食管后方窗口

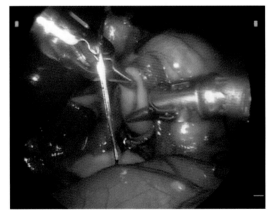

图16–10　使用不可吸收缝线进行间断折叠缝合

5mm端口使用g-tube继续进行。腹腔镜头由床边助手手持。

16.7　讨论

儿外科医生可以通过机器人完成的一般腹腔内手术越来越多。这主要是由于儿科先天性异常和获得性疾病很常见。文献综述表明，胃底折叠术可能是最常用的机器人手术。一些论文认为这种方法不经济，因为通过腹腔镜完成可以取得一样的疗效。在腹腔镜下完成胃底折叠术，儿外科医生至少需要25个病例的学习曲线才可以达到预期熟练程度。机器人手术的胃底折叠术可能只需要少于5例的学习曲线。由于胃底折叠术在相对较短的时间内有可重复性经验的机会，这一特点使得胃底折叠术成为引导性机器人手术教学案例。在重做胃底折叠术或存在胃造口管时，机器人手术也具有优势。在使用机器人近15年的时间里，我们从未需要在任何机器人胃底折叠术中取下预先存在的胃造口管，且即使已经粘连到前腹壁也总是能够在胃周围进行操作。此后其他论文也发表了类似的经验。对使用标准的硬质腹腔镜器械的儿童腹腔镜医生来说，这可能是个问题，并且胃造瘘术视野通常在手术开始时被取下，手术结束时需要再次放置。具有关节的机器人器械可以很容易地变换视野。

目前比较机器人手术与腹腔镜手术在儿外科中的应用结果还不是很多。Freidmacher和Till回顾了20篇关于5种常见机器人儿科手术的论文，但由于没有1级或2级研究，因此难以得出结果结论。然而，他们确

实报告说，机器人手术的患儿住院时间较短，但增加了费用。Mahida 得出了类似的结论。Alqhantai 报道了一系列多种疾病患者的机器人手术，其中包括 39 例胃底折叠术，但有 1 例食管穿孔。

对机器人手术的最大批评仍然是机器人的成本和增加的费用。尽管机器人手术的成本较高，Albassam 对腹腔镜和机器人胃底折叠术的比较分析显示，在症状缓解、住院时间和并发症等方面没有任何差异，因此他们得出机器人胃底折叠术并没有使患儿更多获益的结论。虽然我们认为通过机器人胃底折叠术来学习使用机器人是有利的，但最终难以证明其优点，除非其费用降低。

总之，对渴望学习机器人手术的医生来说，胃底折叠术是一个很好的学习过程。机器人的巨大优势最终将体现在需要高精度和良好的缝合能力的手术中。儿童机器人外科医生需要学习如何走路才能跑步。学习机器人胃底折叠术是向更复杂的手术进步的关键步骤。

参考文献

1. Meehan JJ. Robotic surgery in small children: is there room for this? J Laparoendosc Adv Surg Tech A. 2009;19(5):707–712.

2. Meehan JJ, Sandler A. Robotic repair of a Bochdalek congenital diaphragmatic hernia in a small neonate: robotic advantages and limitations. J Pediatr Surg. 2007;42(10):1757–1760.

3. Meehan JJ, Francis P, Sandler A. Robotic repair of duodenal atresia. J Pediatr Surg. 2007;42(7):E31–33.

4. Meehan JJ, Phearman L, Sandler A. Robotic pulmonary resections in children: series report and introduction of a new robotic instrument. J Laparoendosc Adv Surg Tech. 2008;18(2):293–295.

5. Abdullah F, Salazar JH, Gause CD, et al. Understanding the operative experience of the practicing pediatric surgeon: implications for training and maintaining competency. JAMA Surg. 2016; doi:10.1001/jamasurg.2016.0261.

6. C E, Montupet P, van Der Zee D, et al. Long-term outcome of laparoscopic Nissen, Toupet, and Thal antireflux procedures for neurological normalchildren with gastroesophageal reflux disease. Surg Endosc. 2006;20(6):855–858.

7. Meehan JJ, Georgeson KE. The learning curve associated with laparoscopic antireflux surgery in infants and children. J Pediatr Surg. 1997;32(3):426–429.

8. Meehan JJ, Meehan TD, Sandler A. Robotic fundoplication in children: resident teaching and a single institutional review of our first 50 patients. J Pediatr Surg. 2007;42(12):2022–2025.

9. Lehnert M, Richter B, Beyer PA, et al. A prospective study comparing operative time in conventional laparoscopic and robotically assisted Thal semifundoplication in children. J Pediatr Surg. 2006;41(8): 1392–1396.

10. Meehan JJ, Sandler A. Pediatric robotic surgery: a single-institutional review of the first 100 consecutive cases. Surg Endosc. 2008;22(1):177–182.

11. Albassam AA, Mallick MS, Gado A, et al. Nissen fundoplication, robotic-assisted versus laparoscopic procedure: a comparative study in children. Eur J Pediatr Surg. 2009;19(5):316–319.

12. Rothenberg SS. Experience with 220 consecutive laparoscopic Nissen fundoplications in infants and children. J Pediatr Surg. 1998;33(2):274–278.

13. Margaron FC, Oiticica C, Lanning DA. Robotic-assisted laparoscopic Nissen fundoplication with gastrostomy preservation in neurologically impaired children. J Laparoendosc Adv Surg Tech A. 2010;20(5):489–492. doi:10.1089/lap.2009.0367.

14. Friedmacher F, Till H. Robotic-assisted procedures in pediatric surgery: a critical appraisal of the current best evidence in comparison to conventional minimally invasive surgery. J Laparoendosc Adv Surg Tech A. 2015;25(11):936–943.

15. Mahida JB, Cooper JN, Herz D, et al. Utilization and costs associated with robotic surgery in children. J Surg Res. 2015;199(1):169–176. doi:10.1016/j.jss.2015.04.087.

16. Alqahtani A, Albassam A, Zamakhshary M, et al. Robot-assisted pediatric surgery: how far can we go? World J Surg. 2010;34(5):975–978. doi:10.1007/s00268-010-0431-6.

结肠切除术

儿童结肠切除术（Pediatric colectomy，PC），无论是急诊手术还是择期手术，目前主要针对炎性肠病、功能障碍的畸形或先天性疾病如先天性巨结肠。然而儿童结肠切除术也可用于结肠恶性肿瘤。结肠恶性肿瘤包括结直肠腺癌和结肠非腺癌恶性肿瘤。结直肠腺癌是一种罕见的儿童肿瘤，占所有儿科恶性肿瘤的1%，发病率约为百万分之一；其他儿童结肠非腺癌恶性肿瘤分为：黏液腺癌、类癌、淋巴瘤以及腺瘤性息肉病（FAP）发展的癌。跟成人一样，儿科结肠切除术也可并发术后瘘、狭窄、肠梗阻、穿孔或出血。目前关于儿童机器人手术的研究很少，但儿童外科现在可以进行很多微创手术，包括机器人手术在内，其中很多功能改进是从泌尿外科机器人手术中获得的。

17.1 右半结肠外科手术

17.1.1 引言

即使器械问题带来许多技术挑战，右半结肠切除术也可通过腹腔镜完成体内吻合；应用于成人设备技术的改善使得机器人结肠

手术也可用于儿童患者，这可通过两种可用的机器人系统进行：达芬奇 Si® 系统和达芬奇 Xi® 系统，因为这两种机器人系统支持儿科大小的器械。

儿科结肠手术的主要适应证多为良性疾病，不需要像恶性肿瘤一样扩大切除以及中央血管结扎的淋巴清扫，机器人手术可以进行切断外周血管的非根治性手术切除，这样可使儿童在快速恢复、减轻术后疼痛以及快速恢复日常活动方面获益。

下面我们描述一个完整的机器人手术。

17.1.2 患儿体位

第一步是麻醉，随后放置鼻胃管及导尿管。

患儿仰卧位，双臂置于身旁，两腿并拢。置入戳卡后，患者头低脚高位5°~10°，身体左侧倾斜5°~10°。这个体位使小肠在重力作用下移动到另一边，以便显露右结肠系膜和横结肠系膜。头侧的托盘倾斜10°~15°以避免由于机器人手臂移动造成面部软组织损伤。

17.1.3 戳卡布局

各个戳卡之间的距离随患儿大小变化，

而肠系膜上动脉轴一向被作为"靶器官"。

17.1.3.1 达芬奇 Si® 系统戳卡如下放置（图 17-1）

镜头孔置于左侧脐耻线中点：从左侧髂窝、右侧腹部和肠系膜上动脉完全可以清晰地看到。

- R1 置于左锁骨中线侧缘，并低于肋缘
- R2 置于耻骨联合上方正中
- R1 和 R2 戳卡用于切除操作
- R3 置于剑突下

助手操作戳卡置于镜头孔和 R1 孔之间的左缘，它的作用是吸引、冲洗、剪裁、切割、反向牵引。

17.1.3.2 达芬奇 Xi® 系统，戳卡如下放置（图 17-2）

所有戳卡均放置在与中线左侧平行的直线上。镜头孔（P2）放置在这条线上，低于脐水平。

- P1 放置于 P2 远侧的垂线上
- P3 和 P4 放置于 P2 上方，并注意彼此远离

充气套管针和 P2、P3 呈三角形，通常在脐水平线上，主要作用是冲洗、吸引及反向牵拉。P4 通常用于牵引，而 P3 置入单极设备作为剪刀使用，P1 则用于双极器械。

17.1.4 机器人位置和 Docking

外科手术车位于患者右侧胸部水平，呈 45° 角；显示屏位于手术车的右侧；机器人手臂靠在戳卡上。第一位助手站在患者的左侧。

17.1.5 手术过程

17.1.5.1 设备放置

两个系统都是用 30° 内镜。设备放置如下。

达芬奇 Si® 系统

- R1：单极弯剪刀或电凝钩

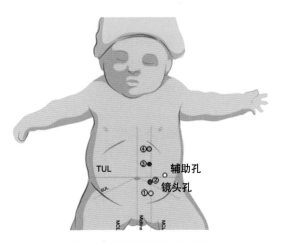

图 17-1 达芬奇 Si® 系统右结肠手术戳卡布局　　图 17-2 达芬奇 Xi® 系统右结肠手术戳卡布局

- R2：双极有孔钳子
- R3：Cadiere 钳子
- R4：相机手臂

达芬奇 Xi® 系统

- P1：双极有孔钳子
- P2：相机手臂
- P3：单极弯剪刀或电凝钩
- P4：prograsp 钳子

17.1.5.2　结肠系膜的显露和肠系膜上轴的牵引

第一步通过显露右半结肠系膜和横结肠系膜来获得回结肠血管的显露：双极孔钳、Cadiere 设备，prograsp 钳子用来牵引肠系膜上动脉轴，单极电凝钩或剪刀用来切除。

17.1.5.3　血管的处理及小肠切除

带周围血管结扎的节段性切除采用外侧入路方法进行，而选择中央血管结扎的中间入路方法用于扩大切除，如完整系膜切除术（CME）用于癌症根治手术。

戳卡的布局要方便机械臂移动，避免相互之间冲突，使得机械臂可以没有任何困难地向远侧、上方移动，并且没有盲点。

用钳子轻轻牵引横结肠系膜，辨认并提起回结肠血管；在突起下方沿着左前侧打开腹膜。

回结肠血管切断后，它们可在不同水平结扎，靠近或远离根部，取决于疾病性质。

我们通过助手戳卡使用 Hem-o-lok 血管夹结扎血管。

对于局部切除，外围的回结肠血管结扎

后，我们轻柔地解剖肠系膜直到选择合适的部位用直线切割缝合器进行回肠切除术。

用同样的办法游离结肠系膜直到有充足的边缘以备切除；另一把直线切割缝合器用于结肠切除。

对于恶性肿瘤患者，必须依据肿瘤学原则进行充分的切除，其中包括血管根部结扎和扩大淋巴结切除术，按照成人患者根治 CME 技术进行手术。

用吲哚菁绿 ICG-NIR 荧光成像系统评估回肠和结肠保留断端灌注情况，并在充分灌注的部位切片。完成结肠壁切除后，将标本放入通过助手戳卡进入的标本袋中，然后将其置于右上象限。

17.1.5.4　体内吻合和标本取出

无论是结肠和回肠断端，还是两个结肠断端，都需要选择好合适的肠切开点，一般把对系膜缘作为肠切开点。随后我们在回肠或结肠的对系膜缘用单极弯剪刀切开，切开完成后，单极驱动被针形驱动取代。

通过辅助戳卡孔放入线性吻合器，行肠道同向蠕动的侧侧吻合，随后使用倒刺线（V-Loc TM，Covidien）手工双层连续缝合肠管切开处。连续缝合肠系膜裂孔以防止内疝。然后通过耻骨上小切口将样本提取到塑料袋中。体内吻合可以减少肠吻合发生扭转的机会。

17.1.5.5　腹腔再次检查及关腹

标本拿出后，关闭小切口。重新建立气腹检查术野。通常不放置引流管。需要在直视下拔出其他戳卡，可吸收缝线筋膜水平缝合戳卡孔。

17.1.6　讨论

机器人结肠切除是安全可行的，近期术后效果和传统腹腔镜手术类似。然而在成人的研究中发现，传统腹腔镜结肠切除手术中转率为 16%～25%，而机器人手术中转率仅 0～4%。

17.2　左结肠外科

17.2.1　引言

机器人外科手术减少了外科手术本身的创伤，提高了肿瘤的治疗效果；机器人可以克服腹腔镜器械不良的人体工程力学，使手术操作可以轻松地到达狭窄的盆腔。

儿童左结肠切除的适应证包括严重的降结肠或乙状结肠炎性肠病，左结肠或乙状结肠疾病药物治疗发生耐药的患儿，家族性腺瘤性息肉病，巨结肠以及少见的原发性结肠肿瘤。

17.2.2　手术过程

与直肠前切除相比，机器人左结肠切除技术上并不具备挑战性：机器人手术的优势在于更轻松的脾曲游离，盆腔清扫及腹腔内缝合和吻合，因机器人可以克服腹腔镜器械的刚性。机器人手术的这些优势对于儿童外科尤为有利，因为儿童手术视野很小使得腹腔镜手术更难。

17.2.3　患儿体位及定位

患儿取仰卧位，双臂向内收于躯干旁，双腿固定。为了更好地显露术野，手术床需要调整至头低脚高、右侧倾斜位。左侧季肋部气腹针建立气腹。

17.2.4　戳卡布局

左结肠手术把乙状结肠视为"靶器官"。

17.2.4.1　达芬奇 Si® 系统戳卡放置如图 17-3 所示

镜头孔放置在中线右侧，并且在通过左髂前上棘和右季肋部的一条合适的线上。

- R1 放置在右髂窝
- R2 放置在左髂窝
- R3 放置在右侧季肋部

17.2.4.2　达芬奇 Xi® 系统戳卡放置如图 17-4 所示

- P1 放置在中线上，并且距离 P2 4cm 左右
- P2 镜头孔放置在肚脐右侧上方
- P3 和 P4 放置在 P1 和 P2 的连线上，彼此相隔 4cm 左右

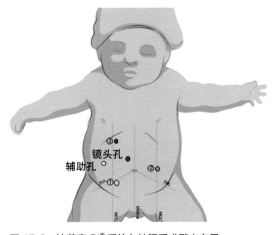

图 17-3　达芬奇 Si® 系统左结肠手术戳卡布局

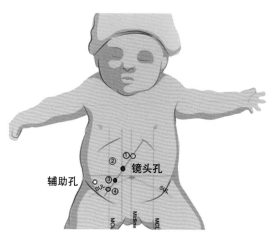

图 17-4　达芬奇 Xi® 系统左结肠手术戳卡布局

这是手术开始时的布局方法：随着手术的进行，达芬奇 Xi® 系统需要将镜头孔从 P2 移动至 P3。因镜头孔改至 P3 对血管的结扎及盆腔清扫更有利，而 P2 则更有利于脾曲的游离。气腹戳卡置于右侧，并与 P3 和 P4 成三角形。

17.2.5　机器人位置及安置

机器人车靠近患儿左侧的手术台；助手位于患儿右侧。

17.2.6　手术过程

17.2.6.1　设备放置

两套系统均使用 30° 腹腔镜，设备放置如下。

达芬奇 Si® 系统

- R1 机器人单极电凝钩或剪刀
- R2 机器人抓钳
- R3 双极抓钳
- R4 照相机臂

达芬奇 Xi® 系统

- P1 双极钳
- P2 照相机孔
- P3 单极剪刀
- P4 抓钳

17.3　脾曲游离

17.3.1　手术过程

微创外科中，无论是从解剖方面，还是技术方面，脾曲游离都是一个具有挑战性的过程：脾曲靠近脾结肠韧带及诸多固定脾脏的韧带，因此解剖分离过程中手法一定需要仔细轻柔以避免脾脏的损伤引起脾脏出血。脾曲经常被描述为"高"或"庞大"，因此用普通的腹腔镜器械很难操作。脾曲游离的主要挑战是供应血管的解剖和切除，比如发自肠系膜下动脉的左结肠动脉和发自肠系膜上动脉的中结肠动脉。对于恶性肿瘤，还需要中结肠静脉周围足够的淋巴结清扫。

切除需要一个在体内结肠与结肠吻合的重建步骤：具有内部手腕关节的机器人技术可以为解剖提供稳定的三维视野，良好的血管解剖，以及简单化的体内吻合。

17.3.2　脾曲的游离

该过程始于探查在 Treitz 韧带交角处的肠系膜下静脉（IMV），肠系膜下动脉（IMA）以及解剖左侧结肠静脉（LCV）、动脉（LCA）。

根据疾病的性质和生长部位，可只切除左结肠静脉而保留肠系膜下静脉。

助手结扎左结肠血管，并用机械剪刀剪

断。脾曲游离后，降结肠便被游离靠近至乙状结肠，这样可以避免吻合口张力。

17.3.3 中结肠血管左侧分支切除

机器人抓钳反向牵拉远端横结肠以充分暴露横结肠系膜，便于血管的解剖。向上牵拉横结肠以便为结肠根部提供张力。探查中结肠血管根部后，进行节段切除时，并不强制在根部结扎，而仅需切断其左侧分支，是为了保护共干血管和右侧分支，以便为正在发育的身体保留更多的血管。使用机器人电钩或剪刀来进行中结肠静脉左侧分支的精确解剖。随后使用血管夹夹闭血管，用剪刀切断。良性疾病与癌症不同，不需要进行淋巴结清扫。

17.3.4 横结肠和降结肠的切除及吻合

结肠脾曲游离并解剖血管后，助手使用直线型切割闭合器将横结肠和左结肠切除。腹腔镜和机器人器械使得横结肠和降结肠更具有自由度和移动度而便于切除。切除完成后，将结肠残端进行缝合；带关节的机器人针持使得体内操作如同开放手术一样自如。机器人双极抓钳将降结肠残端抓住，使用机器人单极剪刀或电钩在结肠带水平切开结肠。

用辅助抓钳提起横向结肠残端，在横向结肠结肠带水平的残端处用机器人单极电钩行另一个小切口；此时可将腹腔镜线性切割闭合器由助手通过右侧腹中的戳卡引入，控制台处的外科医生利用机器人抓钳将两个结肠残端内的直线切割闭合器的两端靠近。然后进行结肠侧侧吻合：通过使用 ICG 荧光

和近红外图像评估足够的残端灌注，以降低吻合口缺血的风险。通过两条连续的缝线从相反的角度开始关闭结肠共同开口：第一个连续缝线从下方角度向上进行，上部缝线和下部缝线的尾部打结。完成第一层后，将第二缝线从上方角度向下缝合，缝合完毕再次打结。从耻骨上小切口将标本袋中的标本取出。

17.4 左结肠切除术和乙状结肠切除术

使用机器人或腹腔镜进行腹腔探查是必需的，其目的是完成病变范围评估：当发现粘连时，可以在开始结肠游离或其他手术过程前分离这些粘连。

17.4.1 脾曲游离

使用机器人单极剪刀或电钩切开肠系膜下静脉下方的腹膜，位于胰腺下缘处的肠系膜下静脉就被显露出来：这样操作可以显露 Toldts 筋膜中间的无血管平面，随后沿着这个无血管平面开始从中间向侧面的解剖。

如果是恶性病变，我们必须切除整个结肠系膜，直到胰尾部；而良性病变，横结肠系膜只需要切到病变处，获得健康的结肠断端即可。

降结肠外侧的游离可以使用单极电凝钩解剖，并不需要游离至脾曲：侧方游离的范围取决于被切除病变的大小及拖下来进行残端吻合的肠管的长度。

17.4.2 肠系膜下动脉的解剖

将解剖好的肠系膜下静脉上提即可显露肠系膜下动脉，同时肠系膜下动脉和主动脉

之间的空间也可被显露：在这个水平上，主动脉旁神经位于主动脉前平面上，并且可以探查到上腹下神经丛；节段性切除，通常不需要解剖肠系膜下动脉至腹主动脉平面，因此对肠系膜下动脉在较低平面进行结扎即可，可以很好地保护神经结构。类似手腕的工程学剪刀和电凝钩使得被淋巴组织包绕的肠系膜下动脉解剖变得容易，恶性肿瘤患儿也可获得足够范围的淋巴结清扫；随后助手结扎并剪断被分离出的肠系膜下动脉。

17.4.3　远端结肠横断及吻合

于病变肠管的远端数厘米的健康肠管处横断肠管，因此切断处可以是降结肠远端、乙状结肠或是直肠。

肠管切断可以由助手使用直线切割闭合器完成，吻合可以依据 Knight Griffen 技术完成。在横断的降结肠上行小切口。将圆形吻合器的砧座通过小切口塞入结肠残端，并用手工行荷包缝合。结肠重新定位后，由助手完成经肛端端吻合，随后关闭腹部各切口。

17.5　横结肠切除术

横结肠切除术在儿外科并不多见：其主要适应证为家族性腺瘤样息肉病、巨结肠或结肠全切术。

17.5.1　患儿体位

头低脚高仰卧位，双臂内收于躯干两侧，腿部固定，稍向右侧倾斜，其目的是使小肠远离术野。气腹针于左侧季肋部建立12mmHg 气腹。

17.5.2　戳卡布局

对于横结肠切除术，视野集中在中结肠血管附近的横结肠中段。

17.5.2.1　达芬奇 Si® 系统戳卡放置如图 17–5 所示

- 镜头孔
- R1 置于左季肋部
- R2 置于右季肋部
- R3 置于右侧腹部

助手的戳卡置于左侧，机器人车放置于患儿头侧的手术台旁。

17.5.2.2　达芬奇 Xi® 系统戳卡放置如图 17–6 所示

- P1 置于 P2 的右侧同一条线上
- P2 镜头孔位于肚脐附近
- P3 和 P4 置于 P2 左侧

气腹置于经肚脐的线上，并与 P1 和 P2 成三角形。

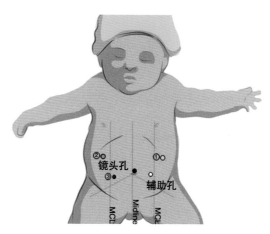

图 17–5　达芬奇 Si® 系统横结肠手术戳卡布局

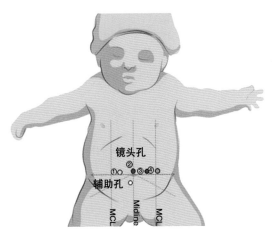

图 17-6　达芬奇 Xi® 系统横结肠手术戳卡布局

17.5.3　手术过程

17.5.3.1　设备放置

两套系统均使用 30° 腹腔镜，设备放置如下。

达芬奇 Si® 系统

- R1 机器人单极电凝钩或剪刀
- R2 机器人抓钳
- R3 双极抓钳
- R4 照相机臂

达芬奇 Xi® 系统

- P1 双极钳
- P2 照相机臂
- P3 机器人单极电钩 / 剪刀
- P4 机器人抓钳

17.5.4　解剖中结肠血管

为了发现疾病的位置和范围，必须暴露横结肠：助手抓钳需要将大网膜上提。随着即将被横断的横结肠被提起，可以明显显露结肠中血管，环周解剖并由助手上血管夹切断横结肠血管。

横结肠系膜的解剖遵循由中间向两侧解剖的路径：机器人抓钳需要给横结肠及其系膜提供稳定的张力；当机器人单极电凝由后腹膜向结肠肝曲解剖横结肠系膜时，需要使用双极抓钳将横结肠系膜上提。横结肠系膜的解剖最终需要形成一个向下拉的 V 形。

17.5.5　横结肠左右曲的游离

双极抓钳柔和地牵引降结肠近端和结肠脾曲，结肠脾曲周围诸韧带需要使用单极电凝解剖。助手使用抓钳将欲横断的结肠向下牵拉，同时机器人双极钳提起胃结肠韧带近端。然后通过机器人单极装置将韧带在胃网膜下方解剖，直到右侧肝曲。助手的抓钳及机器人抓钳同时轻轻牵引右结肠，以便机器人单极电钩解剖右侧结肠周围韧带：至此结肠左右曲及欲横断之结肠被完全游离。

17.5.6　横结肠切除吻合

助手使用腹腔镜直线切割闭合器自左右两端切除横结肠：两断端分别由机器人抓钳钳夹靠近，远端分别切开一小口，以便线性吻合器行结肠端端吻合。

机器人抓钳提起右侧结肠，助手提起左侧结肠：由带关节的机器人行体内手工端端吻合，也可在 3D 视野下完成。

17.6　讨论

2002 年由 Weber 首次报道了机器人辅助的结肠切除术，自此，越来越多的关于成人的机器人结肠手术的可行性、功能满意性以及肿瘤学结果被报道；然而，仅有几例关于儿童机器人结直肠外科手术被报道。

机器人设备之所以有很多优点是由于：第一，关节技术可以使器械到达很多狭窄的腹部空间；第二，稳定的 3D 视野使得血管的解剖和游离更加赏心悦目；第三，ICG 灌注显影技术可以实时评估残端的血液灌注情况。

儿童外科有望从机器人技术中获益，因为机器人技术可以在小的术野做微小精细的移动，这一点在儿童腹部微小的解剖结构中尤为重要。儿外科专用的器械有，比如 5mm 的戳卡，以及 0°、30° 腹腔镜。青少年则可以使用成人戳卡。

因为儿童腹壁比较薄弱，而微小创伤戳卡的使用可以减少术后疝的发生。

参考文献

1. Page AE, Sashittal SG, Chatzizacharias NA, et al. The role of laparoscopic surgery in the management of children and adolescents with inflammatory bowel disease. Medicine. 2015;94(21):e874.
2. Mahida JB, Cooper JN, Herz D, et al. Utilization and costs associated with robotic surgery in children. J Surg Res. 2015;199:169–176.
3. Cundy TP, Shetty K, Clark J, et al. The first decade of robotic surgery in children. J Pediatr Surg. 2013;48:858–865.
4. Finkelstein JB, Levy AC, Silva MV, et al. How to decide which infant can have robotic surgery? Just do the math. J Pediatr Urol. 2015;11:170.e1–4.
5. Cundy TP, Marcus HJ, Hughes-Hallett A, et al. Robotic surgery in children: adopt now, await, or dismiss? Pediatr Surg Int. 2015;31:1119–1125.
6. Spinoglio G. Robotic Surgery: Current Applications and New Trends. Springer Verlag. 2015.

机器人辅助直肠切除及回肠袋肛门直肠吻合术

18.1 背景

在提高患有复杂的溃疡性结肠炎的儿童生活质量方面，重建外科起到了基石的作用，特别是最近几年儿童微创外科正逐渐成为溃疡性结肠炎外科治疗的标准。

目前主要的外科重建方法包括伴或不伴直肠内拖出和黏膜切除的回肠储袋手术。

近些年，最初的开放手术已经被微创外科所取代。

直肠切除术的基本原则是保留少量的直肠组织以保证括约肌保留和排便控制。

由于手术操作靠近男性精囊腺及女性阴道，直肠切除术可能导致生殖方面的并发症。在骨盆深部操作时要着重考虑视野不良的风险以及由于手术空间的限制，手术中损伤神经、血管及泌尿生殖器官的可能性。

在成人，达芬奇外科手术系统主要用于骨盆深部前列腺癌的治疗，可以获得更好的神经组织可视化效果，而且其学习曲线较传统的腹腔镜微创手术更快。

基于当今达芬奇机器人手术系统在儿童外科中取得的良好效果，以及对其在骨盆深部操作中作用的认识，达芬奇机器人手术系统可以被用于直肠疾病患者的重建手术。

我们首次报道了应用机器人手术系统来完成恢复性的直肠切除、回肠储袋肛门直肠吻合术这一技术。

18.2 技术

通过气腹切口建立一段带血供的 3cm 长的回肠 J-Pouch 储袋（图 18-1），圆形吻合器砧座置入并固定，随后将 J-Pouch 重新还入腹腔，于原回肠造口处放置 1 个多通道柔韧 SILS 戳卡（Covidien plc，Cherrywood Business Park，Loughlinstown Co. Dublin，Ireland），使用 2 个 5mm 器械（用来置入缝针和吸引）以及 1 个 8mm 达芬奇戳卡。

SILS 置入 12mm 戳卡后，3 个 8mm 戳卡分别置于肚脐、左侧脐旁和右侧肋下（图 18-2）。

建立 12mmHg 二氧化碳气腹，四只操作手臂机器人对接：一只手臂接摄像头，一只用于膀胱或子宫的牵引，另两只用于手术

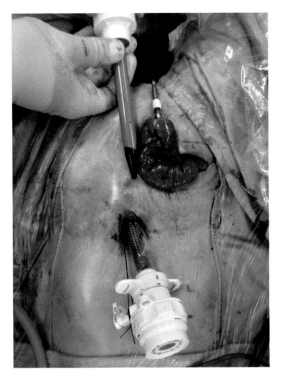

图 18-1　使用戳卡孔切口行 J-Pouch 的制作

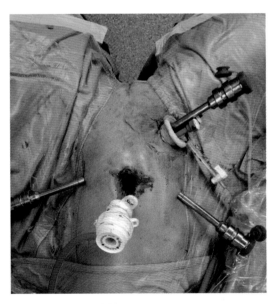

图 18-2　机器人戳卡放置

操作，一般不需要助手协助，仅在缝合、通过肛门操作时需要助手协助。

　　机器人操作的第一步是分辨直肠残端、输尿管及阴道（图 18-3）。使用单极电钩进行直肠切除时需要靠近直肠或直肠壁内肌肉，以保护神经和盆腔脏器。尽管电钩工作时使组织回缩、产生火花，但是直肠平面还是会被很好地分辨，并进行无血解剖。直肠系膜血管及阴道壁也很容易分辨，贴着直肠电凝。

　　解剖已经上升到肛提肌，残留的直肠残端用可弯曲的直线切割缝合器切除。通过先前气腹切口在手术结束时取出直肠残端。

　　圆形吻合器用于经肛的端侧吻合术。在连接先前放置在 J-Pouch 中的吻合器的砧座之前，避免 J-Pouch 袋扭转，一旦扭转，会影响吻合口血供，导致非常严重的并发症如结肠袋炎或吻合口裂开（图 18-4）。

　　骨盆深部的加强缝合相对容易完成。

　　手术结束前，为了保护回肠肛管 J-Pouch 吻合口，常需要在 SILS 置入的切口处做末端回肠造口。

　　引流管和鼻胃管并不需要常规放置。

18.3　讨论

　　近些年微创外科在治疗儿童溃疡性结肠炎方面获得了更多的认可，新技术的不断发展帮助外科医生减少外科手术创伤，直到达芬奇外科系统在儿科疾病的治疗方面开始应用。

　　重建手术代表了溃疡性结肠炎治疗的不同手术阶段中更加精巧的过程，其特征在于可能出现一系列并发症，并发症可能会不可逆地破坏患儿发育过程中的生活质量，如阴道瘘、精囊损伤、膀胱瘘、J 型袋吻合口瘘、J 型袋扭转、空肠袋炎和盆底神经损

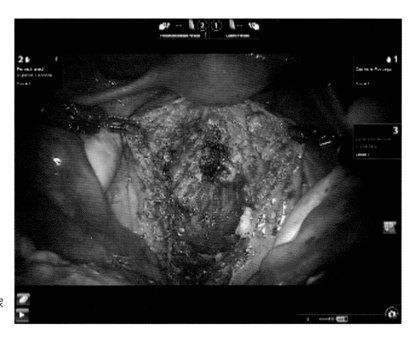

图 18-3　辨别直肠残端、输尿管及阴道

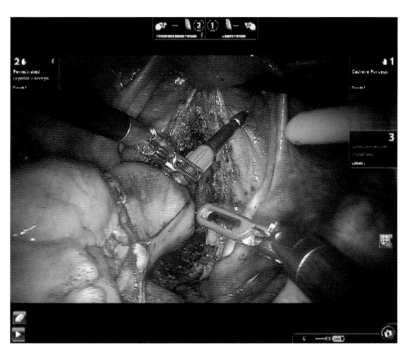

图 18-4　准备行回肠 J-Pouch 肛管吻合

伤、神经源性膀胱和大便失禁的风险。

　　当儿童外科医生进行残余直肠切除，以留下较少的肠道组织避免癌症的发生时，以上并发症需要考虑到。

　　众所周知，达芬奇机器人外科手术可以减少成人传统盆腔深部微创手术的一些潜在并发症，另外 3D 视野弥补了传统腹腔镜手术缺乏触觉反馈这一不足，使得直肠癌根治术和前列腺癌根治术更容易在微创手术中开展。

达芬奇系统使得外科医生在手术治疗溃疡性结肠炎的第二步手术操作得到了更好的控制性：腹腔内行 J-Pouch 吻合时，达芬奇手术系统相对于传统微创手术操作更加自由；3D 视野下的直肠、膀胱颈、前列腺和阴道平面更有利于解剖；J-Pouch 直肠吻合更容易操作，手工加强缝合也更容易完成。

相对于传统微创手术，达芬奇手术更高的手术费用是它发展的限制，但如果机器人手术能够更好地对重建性溃疡性结肠炎治疗的所有阶段进行手术控制，我们可以推测它避免了手术后遗症、住院治疗费用以及术后后遗症的发生率，并且最重要的是，它可以降低并发症的风险。

归功于机器人手术器械微型化的进步，儿童外科已能进行安全的盆腔深部手术操作，用于其他儿科疾病诸如肛门直肠畸形或先天性巨结肠。考虑这方面，直肠切除术可能是引入机器人辅助腹腔镜手术的首先术式。

只有将儿科疾病集中在可提供达芬奇机器人系统的特定医疗中心时，这些考虑才有可能实现。集中化是降低儿科机器人手术相关费用的基石。

很明显，我们需要更大的系列研究来确定溃疡性结肠炎患儿通过机器人重建手术治疗后的功能恢复结果。

结论

儿外科达芬奇机器人辅助腹腔镜行可复性直肠切除回肠袋肛管吻合具有优势的原因如下：其一，更好的可视化效果和更好的操作空间；其二，活动自如、容易、安全的机械手臂；其三，术后良好的功能结局。所有这些优点决定了达芬奇机器人可广泛应用。

参考文献

1. Larson DW, Cima RR, Dozois EJ, et al. Safety, feasibility, and short-term outcomes of laparoscopic ileal-pouch-anal anastomosis: a single institutional case-matched experience. Ann Surg. 2006;243(5):667–670.

2. Simon T, Orangio G, Ambroze W, et al. Laparoscopic-assisted bowel resection in pediatric/adolescent inflammatory bowel disease: laparoscopic bowel resection in children. Dis Colon Rectum. 2003;46(10):1325–1331.

3. Linden BC, Bairdain S, Zurakowski D, et al. Comparison of laparoscopic-assisted and open total proctocolectomy and ileal pouch anal anastomosis in children and adolescents. J Pediatr Surg. 2013;48(7):1546–1550. L. Pio and G. Mattioli

4. Diamond IR, Gerstle JT, Kim PC, et al. Outcomes after laparoscopic surgery in children with inflammatory bowel disease. Surg Endosc. 2010;24(11):2796–2802.

5. Flores P, Bailez MM, Cuenca E, et al. Comparative analysis between laparoscopic (UCL) and open (UCO) technique for the treatment of ulcerative colitis in pediatric patients. Pediatr Surg Int. 2010;26(9):907–911.

6. Griffen FD, Knight CD Sr, Whitaker JM, et al. The double stapling technique for low anterior resection. Results, modifications, and observations. Ann Surg. 1990;211(6):745–751.

7. Mattioli G, Guida E, Pini-Prato A, et al. Technical considerations in children undergoing laparoscopic ileal-J- pouch anorectal anastomosis for ulcerative colitis. Pediatr Surg Int. 2012;28(4):351–356.

8. Haglind E, Carlsson S, Stranne J, et al. LAPPRO steering committee. Urinary incontinence and erectile dysfunction after robotic versus open radical prostatectomy: a prospective, controlled, nonrandomised trial. Eur Urol. 2015;68(2):216–225.

9. Asimakopoulos AD, Miano R, Di Lorenzo N, et al. Laparoscopic versus robot-assisted bilateral nerve-sparing radical prostatectomy: comparison of pentafecta rates for a single surgeon. Surg Endosc. 2013;27(11):4297–4304.

10. Ploussard G, de la Taille A, Moulin M, et al. Comparisons of the perioperative, functional, and oncologic outcomes after robot-assisted versus pure extraperitoneal laparoscopic radical prostatectomy. Eur Urol. 2014;65(3):610–619.

11. Mattioli G, Barabino A, Aloi M, et al. Paediatric ulcerative colitis surgery: Italian survey. J Crohns Colitis. 2015;9(7):558–564.

12. Midura EF, Hanseman DJ, Hoehn RS, et al. The effect of surgical approach on short-term oncologic outcomes in rectal cancersurgery. Surgery. 2015;158(2):453–459.

13. Tam MS, Kaoutzanis C, Mullard AJ, et al. A population-based study comparing laparoscopic and robotic outcomes in colorectal surgery. Surg Endosc. 2016;30:455–463.

肿瘤患者的微创手术原则

19.1 引言

手术切除是多数儿童实性肿瘤多模式治疗策略的基石之一。现在儿童肿瘤的总体治愈率接近80%。因此，需要努力采取措施减少复发和提高生活质量，在手术领域可以使用微创手术的治疗方法。1995年Holcomb等人报道了第一批患有胸部和腹部肿瘤的儿童使用微创手术进行活组织检查，之后的许多研究证实了微创手术用于儿科肿瘤患者诊断的可行性和准确性。微创手术切除儿童实体肿瘤的发展较慢，主要有以下三个原因：①适应证少，多数儿童肿瘤属于胚胎肿瘤，确诊时体积很大，胸腔或腹腔几乎没有空间可以操作，新辅助化疗减小体积也不能改善；②儿科肿瘤学家很长一段时间不愿采用这种方法，担心切除不完全，并且大部分腹膜扩散与成人一样，复发率更高；③既往涉及儿童肿瘤的儿童外科医生并不是微创手术的先驱者，需要一些时间整合这两种专业知识。

相当数量的儿童外科医生现在开展精细

的腹腔镜、胸腔镜或机器人肿瘤手术。然而到目前为止，多数回顾性分析仅强调了这种方法的可行性和优点，还缺乏世界公认的指南和前瞻性随机临床研究。尽管微创手术确实存在一些风险如二氧化碳栓塞、腹压增加、肺顺应性下降和心脏负荷增加等，但微创方法的确具有许多确切的优点。除了众所周知的美观以外，通过减少组织损伤，还减少了对麻醉性镇痛药的需求，缩短了术后下地活动和口服进食的时间，减少了肠粘连、伤口感染和切口疝的风险。总之，可以加快术后恢复，减少辅助治疗的时间。儿科肿瘤学微创手术的发展表明，机器人手术在技术和人体工程学方面的改进为一些解剖区域提供了更好的通路和视野，可以更清楚地解剖并切除肿瘤。因此，微创手术只是儿童肿瘤治疗工具的一部分，如果其遵循与开放手术相同的基础肿瘤学特征，应在适当的时候予以讨论。

由于肿瘤来源、机制、治疗和预后完全不同，从成人肿瘤患者的微创手术文献中推断出的数据和结果不适用于儿童。

19.2 病例选择和适应证

在没有官方指南的情况下，微创诊断活检或消融手术的适应证通常由儿科肿瘤科医生、外科医生、放射科医生、放疗科医生和病理学专家组成的跨学科小组审议和批准。手术团队要同时掌握微创手术及开放手术的专业知识，一些适应证和禁忌证目前已被广泛认可，并成为患儿是否能行微创手术的讨论基础。

儿科肿瘤微创手术的主要禁忌证包括肿瘤溢出风险高的巨大且脆弱的肿瘤，既往手术导致致密的腹腔或胸腔粘连及严重的呼吸障碍。肿瘤溢出导致这些儿童放化疗方案增强，复发风险高，预后差。

19.3 腹部肿瘤

19.3.1 技术说明

从技术角度来看，可以考虑 4 种不同的入路：俯卧位后腹腔镜、侧后腹腔镜、前腹腔镜和侧腹腔镜手术，具体入路选择主要与肿瘤的位置和大小有关。2010 年，国际儿科内镜外科组织（IPEG）发布了腹腔镜肾上腺切除术指南，确认了该技术的可行性，推荐腹腔镜和后腹腔镜入路，具体选择取决于外科医生的经验和偏好。同样，肾母细胞瘤可选用腹腔镜和后腹腔镜入路。腹膜后方法的局限性在于腹腔探查困难、淋巴结活检困难及解剖困难。通常首选腹腔镜入路，操作空间大，解剖标志更熟悉，这对外科医生来说至关重要。

预防性抗生素使用与开放手术相同，通常在术中和术后 24 小时内使用。全身麻醉诱导后，患者取俯卧位或 60°~90° 侧卧位（分别用于中线或一侧位置的肿瘤），垫软卷以保证最佳显露。了解腹腔镜的立体结构，选择最合适的套管位置及使用经腹式留置缝线都是关键策略，这样可以更好地显露肿瘤，减少套管针的数量，减少缝合和打结。10mm 经脐镜头 30° 位置可更好地显示放大的解剖结构。几乎所有作者都使用 3~4 个套管针。经腹缝线牵引输尿管便于肾蒂探查。对于胰腺肿瘤，缝线固定胃和十二指肠后壁可以更好地显露胰头。

缝线，单极或双极电凝，超声刀和（或）血管夹可以单独或同时使用，实现最佳止血。单丝聚二氧环己酮缝合线通常用于大血管处理。金属夹或 Hemoloc 可以快速处理出血的小血管，但在进一步解剖过程中碰到残端时会有脱落的风险。腹腔内压可以暂时增加至 12mmHg，以提供更大的操作空间，控制出血。

淋巴结活检应该在肿瘤切除之前进行，肿瘤切除后组织可能会回缩，不利于淋巴结显露。肿瘤完全切除后，常通过扩大脐部切口或通过耻骨上切口用内窥镜袋从腹部移除。无论肿瘤的性质如何，手术的这一步骤应该被认为与解剖步骤一样重要，以避免袋子破裂，肿瘤播散。

19.3.2 神经母细胞瘤和肾上腺肿瘤

神经母细胞瘤（NB）是儿童最常见的颅外实性肿瘤，腹部多发（肾上腺 48%，腹膜外腹膜后 25%），胸部较少（16%），骨盆（3%）或颈部（3%）罕见。已知它们来源于神经嵴细胞（NCC）来源的交感神经系统，因此理论上可由任何迁移途径产生。这些肿瘤与显著的生物异质性和结果有关。一些神经母细胞瘤可能会自发消退，有些可以通过手术或辅助化疗后手术治愈，而有些神经母细胞瘤侵袭性强，充分治疗后也会转移和复发。对于神经母细胞瘤患者，微创手术适用于以下情况。

19.3.2.1　肿瘤活检

获取肿瘤组织对患者正确治疗非常重要。经皮活检通常足以用于肿瘤组织分析，但在需要获得大量组织时微创方法是最佳选择。它可以进行组织病理学检查，诊断准确率接近 100%，进行生物学和遗传学分析，对肿瘤进行危险分层，便于进行多模式治疗。对于需要大量组织进行靶向治疗筛查的复发肿瘤患者，微创手术特别有意义。

19.3.2.2　肿瘤切除

影像学定义的危险因素（IDRF）在临床实践中的引入为确定肿瘤切除的手术风险提供了更客观的标准。在没有 IDRF 的情况下，无论肿瘤的大小如何，微创手术已被认为是开放性切除手术安全的替代方法，用于椎旁副交感神经链来源的胸神经母细胞瘤和肾上腺肿瘤的治疗。

关于肾上腺肿瘤，Kelleher 等人证明微创手术在肾上腺神经母细胞瘤低、中、高危患者中复发率和死亡率相似。有趣的是，最早微创手术用于神经母细胞肿瘤治疗的报道包含了大量出生后甚至在产前被诊断为肾上腺肿瘤的婴儿。依据目前欧洲中低风险神经母细胞瘤治疗方案（LINES），这些患儿就不需要手术治疗了。鉴于该人群中肿瘤自发消退和（或）成熟的比例较高，如果患者没有危及生命的症状，肿瘤生物学特性好，肿瘤大小没有增加，推荐进行期待性观察。如果持续存在 12 个月且没有 IDRF，这些肾上腺肿瘤适合微创手术切除。相反，如果这种观望策略后 IDRF 仍然持续存在，具有良好生物学特征的肿瘤手术的问题仍然存在争议，不论开放手术还是微创手术。

腹部其他位置的神经母细胞瘤多数存在 IDRF，因此微创手术在肾上腺外神经母细胞瘤的报道很少。

在胸腔中，椎旁副交感神经链来源的神经细胞瘤是微创手术的最佳适应证。与开放手术相比，胸壁切口更小，术后疼痛更轻，脊柱侧弯风险更低。对于像神经节细胞瘤和神经节瘤这样的成熟的神经源性肿瘤，如果其病变不仅累及胸腔，还累及腹腔或盆腔，其外科治疗效果尚无定论。

肾上腺皮质肿瘤罕见，占所有儿童恶性肿瘤的 0.2%。完全切除是常用的治疗方法，因为它们通常对化疗或放疗没有反应。由于肿瘤外膜质脆，肿瘤播散风险很高，显著恶化这些侵袭性肿瘤的预后。因此活检是禁忌，尽管肿瘤较小并局限于肾上腺时手术可能并不困难，但如果临床表现和影像学支持这种诊断，腹腔镜切除是不鼓励的。

嗜铬细胞瘤是儿童中罕见的儿茶酚胺增生性肿瘤，约 90% 的病例为良性。鉴于相关高血压对心脏的影响，患者必须进行充分的术前准备。手术切除是主要的治疗方法。微创手术相比开放手术的优势已得到充分认可，病灶处操作更少，儿茶酚胺释放更少，因此循环不稳定更少。虽然只有病例报告报道，但微创手术是嗜铬细胞瘤一个可接受的手术方式，尤其是双侧病例。

19.3.3 肾肿瘤

肾母细胞瘤是儿童最常见的恶性肾脏肿瘤，占所有恶性肾脏肿瘤的 90%。完整的手术切除、没有播散、足够的淋巴结活检是手术治疗的主要目标，也是决定预后的主要因素。术中肿瘤播散将局部分期升级至 III 期，影响多模式治疗强度，并需要术后对整个腹腔进行照射，从而恶化整体预后。因此，标准的手术方式是开放式全肾切除术，无微小残留或溢出。操作空间有限、肿瘤破裂的风险及正确的淋巴结取样困难是微创手术可能会大大影响手术安全性的因素，特别是对于较大的肿瘤。

Varlet 等人得出的结论是只有不超出中线的病变才可能适用微创手术，而下腔静脉或肾血栓形成，与其他器官粘连及原发肿瘤破裂是微创手术的强烈禁忌证。除了这些标准之外，外科医生术中要随时警惕情况变化的可能性，以免发生任何肿瘤学的风险。此外，无论何时对小的肾母细胞瘤考虑行微创手术，都要考虑开放性保留肾单位手术（NSS）。如果可能，首选后者，因其具有保护肾功能的优点。无对照的报道描述了使用腹腔镜或后腹腔镜方法进行保留肾单位手术。他们报道了肿瘤播散，证实微创手术在

肾母细胞瘤保留肾单位手术中是禁忌的。

肾细胞癌占儿童肾脏恶性肿瘤的 2%~6%。根治性切除加广泛淋巴结清扫是治疗的基石，微创手术禁忌。

19.3.4 生殖细胞肿瘤 – 卵巢

儿童和青少年的生殖细胞肿瘤最常见于卵巢，包括良性肿瘤（成熟畸胎瘤、囊性肿瘤）及恶性肿瘤（颗粒细胞瘤、生殖细胞瘤、未成熟畸胎瘤、性腺细胞瘤、无性细胞瘤）。腹腔镜检查已被广泛用于良性肿瘤的卵巢保留手术。保留健康的卵巢组织对于减少长期卵巢功能衰竭和不孕的风险至关重要。然而，恶性卵巢肿瘤不建议行腹腔镜手术，因为可能发生术中破裂或播散。一旦发生这种情况，必须进行辅助化疗，治疗方案就会彻底改变，而在手术完整切除的情况下单独手术治疗就足够了。如果肿瘤分期适用腹腔镜手术，特别是因为腹膜和大网膜不能通过耻骨上切口进行探查，所有恶性卵巢病变的首选方法应该是一个 sus-pubic 切口，保护手术区域同时安全行卵巢切除术或输卵管卵巢切除术。由于这些卵巢病变的恶性或良性特征并不容易确定（恶性非分泌性肿瘤），有些手术团队更倾向于通过 sus-pubic 入路处理所有卵巢病变，包括保留卵巢的手术。

需要盆腔放疗的患者可行腹腔镜卵巢转位以保持生育能力。根据辐射部位，卵巢可以移向侧方、对侧或髂嵴水平。卵巢功能良好妊娠正常的情况已有报道，放疗后不需将卵巢复位。同样，卵巢组织冷冻保存被认为是保存生育能力的有效措施，腹腔镜手术当

然是最好的实现方法。

19.3.5 胰腺肿瘤

胰腺肿瘤在儿童中罕见，病理类型包括良性（浆液性或黏液性囊腺瘤）、恶性（胰腺母细胞瘤、癌）和交界性（实性假乳头状瘤或 Frantz 肿瘤，内分泌肿瘤）。胰腺母细胞瘤主要见于 10 岁以下的儿童，Frantz 肿瘤见于较大的儿童。在没有破裂的情况下进行完整的肿瘤切除，不出现破裂对于这些恶性肿瘤治疗至关重要，对于预后有决定性意义。应该避免活检，已有术中细胞播散导致肿瘤复发的报道。虽然 Frantz 肿瘤破裂的影响仍然存在争议，但手术切除不完全明显增加了复发风险。对儿童胰腺肿瘤微创手术的关注点主要是胰腺手术（包括 Whipple 手术）所要求的高级外科手术技术经验。然而，保留脾脏的胰尾切除和胰体切除胰腺胃造口术治疗假乳头状肿瘤已有报道。

19.3.6 肝脏肿瘤

儿童肝脏肿瘤（肝母细胞瘤和肝细胞癌）是罕见的肿瘤。完整的肿瘤切除是改善生存率的关键因素。大多数有关微创手术在肝脏肿瘤中应用的研究报道了良性病变的切除，如局灶性结节性增生、错构瘤、血管瘤或发育不良性囊肿。有关恶性肿瘤的微创切除术报道更少，应当由训练有素的外科医生（如成人肝脏外科医生）开展。

19.3.7 淋巴结活检

睾丸旁横纹肌肉瘤或生殖细胞肿瘤可转移至腹膜后淋巴结。通过后腹腔镜或腹腔镜进行的微创手术活检分期已有报道。

19.4 胸部肿瘤和肺转移

19.4.1 技术说明

胸部肿瘤微创手术应遵循腹部肿瘤描述的类似原则，同时具有与胸腔镜相关的特点。麻醉设置在这种情况下起着特定的作用。一般建议使用单肺通气。在儿童和婴儿中，由于气道和（或）肺部受压、胸内压增加和术中二氧化碳吸收，微创手术的使用可能会受到限制。如果可能，10mm 的镜头应置于腋中线位置。下肋间隙中的套管针应于直视下放置以避免膈肌和肝脾损伤。最后借助标本袋和小的胸廓切口从胸腔取出切除的标本。由于标本袋破裂及胸膜种植转移的风险，我们通常不鼓励粉碎肿瘤。此外，肿瘤破碎也不利于肿瘤结构的组织病理学检测。

19.4.2 神经源性肿瘤

微创手术除用于胸部神经源性肿瘤切除外（见上文），胸腔镜检查还可用于所有胸部病变的活检以确定肿瘤分期。

19.4.3 生殖细胞肿瘤

胸部生殖细胞肿瘤很少见，通常位于纵隔（前或中）及浸润性病变。完整手术切除很重要，微创手术并不适用。

19.4.4 肺转移

由于介入放射学定位技术（最常见的是线圈、线圈线、彩色染料或放射性核素及微创胸腔镜超声）的引入，实质病变内部结构检查更加清楚，微创手术切除 Wilms 肿瘤及成骨细胞肉瘤等肿瘤肺转移灶的病例越来越多。然而，这些患者的手术结果在很大程度上取决于肿瘤生物学特点及相关治疗，因此应根据治疗方案指南对适合的患者进行肺转移灶的微创手术，并在某些恶性肿瘤如滑膜肉瘤肺转移灶切除术中禁用。

19.4.5　尤因肉瘤

尤因肉瘤由于位于纵隔或胸壁，很少有使用微创手术的报道。

19.4.6　非实性肿瘤

霍奇金淋巴瘤和非霍奇金淋巴瘤占所有儿童恶性肿瘤的 6%～7%，常起源于前纵隔淋巴结，导致气管压迫，术中麻醉并发症风险高。如果没有周围可及的淋巴结用于活检，手术的重要作用就在于取肿瘤组织活检用于诊断和风险分层。

19.5　支持治疗

虽然微创手术广泛用于儿科肿瘤的支持治疗，但机器人手术尚未开展。支持治疗包括胃造瘘术用于肠内营养，卵巢转位用于需要放疗的盆腔肿瘤患者保留生育能力，卵巢冷冻保存用于保护接受促性腺激素治疗恶性肿瘤青春前期女孩的生育能力。

Irtan 描述了另一种支持治疗，即使用乙状结肠作为吊带用于放射治疗的肠道保护。

19.6　结果和讨论

微创手术应用于儿科肿瘤治疗的依据来源于在少数肿瘤组织活检或肿瘤切除患儿中进行的小样本回顾性研究。成人肿瘤中报道

的肿瘤播散的风险阻碍了微创手术在儿科肿瘤中的发展。神经母细胞瘤在开放手术中也不能完整取出，肿瘤破碎对患儿预后也未造成不良影响，因此神经母细胞瘤是微创手术应用研究的重要领域。微创手术在肿瘤患儿需要的一些支持治疗如胃造口术、保留生殖功能的技术等方面的优势推动了其在肿瘤患儿中的应用。目前该技术的应用范围包括多种恶性肿瘤如肝癌、胰腺癌、生殖细胞肿瘤等，但由于样本量较小，很难进行统计分析。最近微创手术应用于严格适应证的肾母细胞瘤患儿中，获得了一些宝贵的儿科肿瘤微创手术的经验。一项有关随机试验和对照临床试验的荟萃分析试图确定微创手术和开放手术在总体生存率和无病生存率方面的差异，却无法纳入合格的研究。2002 年试图开展类似的研究最终没有成功，原因包括无法招募到足够的患者、外科团队缺乏微创手术经验及先入为主的手术方式导致的偏倚。然而从此以后，微创手术在儿童肿瘤诊断和治疗中的可行性和准确性开始被广泛报道。无论体积多大的肿瘤，通过合适的患者选择，详细的外科风险因素评估及肿瘤学原则的指导，肿瘤诊断准确率接近 100%，完整切除率超过 90%，术式转换率从胸腔镜手术的不足 5% 到腹腔镜手术的 10%～20%，两种手术均有明显改善。术式转换主要发生在视野不佳和（或）出现并发症的患儿中。这种概率在非恶性肿瘤中略低一些。手术并发症发生率在腹部肿瘤手术中高达 30%。尽管在患儿选择方面存在偏倚，微创手术并发症发生率（10%～30%）和复发率与开放

手术没有差异。

Fuchs 最近指出微创手术在儿童实体肿瘤应用中的挑战：①肿瘤体积较大导致操作空间狭小；②肿瘤播散风险；③触觉限制；④大肿瘤取出困难；⑤血管包绕的肿瘤操作困难；⑥学习曲线效应。这些问题要时刻牢记于心，特别是不是常规行肿瘤微创手术的外科医生。触觉反馈限制，视觉判断肿瘤及正常组织边界困难或探查发现影像学难以发现的肿瘤血管浸润等情况下，医生会改为开放手术，以免残存肿瘤病灶，损伤正常器官，影响患儿的预后。

微创外科和二氧化碳气腹对肿瘤增殖和生物学的影响尚不明确。尽管如此，在应用一段时间后，通过随访观察，研究者并未发现其与开放手术在预后方面存在差异。同样地，其他研究者也未发现肾上腺神经母细胞瘤及其他儿童实体肿瘤术后在孔道转移或复发方面存在差异。

未来儿童领域发展方向包括：3D 微创手术；单孔手术；导航技术；机器人手术。3D 微创手术技术能够提供更好的视野及空间定位。单孔微创手术可以获得更好的美容效果，可能更多地应用于肿瘤活检。内镜导航、荧光显像及其他定位技术可以更准确地识别肿瘤病灶及转移灶。

19.7　机器人手术

与微创手术一样，医生们也逐渐开始接受应用于成人肿瘤的机器人外科手术用于儿童肿瘤患者。最近 Cumby 回顾性分析了机器人外科手术治疗的 40 例儿童实体肿瘤病例。肿瘤最大直径范围 1～11cm，2/3 肿瘤位于腹盆腔，其他位于胸腔或颈部。特别注意的是，不足 10% 的患儿手术时年龄小于 10 岁。总体中转开放手术比例为 12.5%，原因包括解剖困难及处理手术并发症（10%）。

相比于传统的微创手术，机器人手术优势主要体现在与开放手术相媲美的器官系统重建上，主要包括三维视野及足够的操作灵活性。这些优势使得肿瘤手术能更好地操作，和完整切除，有利于体内缝合，使外科医生获得更好的体验，同时使一部分不能进行传统微创手术治疗的患儿能够进行机器人手术。另外 Nakib 指出机器人手术应用了长的仪器手柄，可以将腹壁提起，从而降低了人工气腹压力。

缺乏触觉反馈是机器人手术的重要缺点，但可以通过 3D 视野和外科医生的经验弥补。在成人机器人手术外科医生协助下，儿科机器人手术外科医生学习速度可以更快。另一个缺点是年龄比较小的患儿尚没有合适型号的仪器。机器人手臂在狭小的距离内经常碰撞。最后，机器人手术花费较大，尽管可以降低患儿住院时间，但由于在儿童外科领域应用率较低，成本仍然较高。

19.8　机器人肾上腺神经母细胞瘤切除术

微创手术可以减少住院天数，让患者更早地接受化疗和放疗，因此局部肿瘤治疗已由广泛应用的开放手术转向微创手术。肿瘤学标准和风险因素会决定微创手术是否适用，因此需要认真评估。

为了更好地评估风险因素，术前须行CT扫描和MR成像检查。血管或器官侵犯或包绕应该明确指出，这样外科医生可以选择最安全的方式进行操作。

大血管包绕是最麻烦的特征，属于影像学定义的风险因素（IDRF）。Mattioli和Irtan最近的研究显示大血管包绕是微创手术的禁忌证，开放手术可能是更好的选择。

目前机器人手术用于神经母细胞瘤的研究鲜有报道。

最近Meehan和Cudan报道了过去10年接受机器人外科治疗的不到10例神经母细胞瘤患者，但没有IDRF、肿瘤切缘和长期随访的数据。

19.8.1 技术

充分的患儿准备、可靠的中心静脉置管及维持术中稳定对避免发生严重并发症非常重要。经腹膜入路行肾周手术时患儿通常取仰卧位或侧卧位。孔道的位置非常重要。主刀医生需要1个8.5mm的视野孔、2个操作孔（5或10mm），另外第3个操作孔留给助手，这样才能实现最佳的组织显露和操作。

通常经后腹膜间隙仔细分离腹膜周围肠道来显露肿物。与开放手术相同，能否切除肿物很大程度上取决于血管的正确显露和保护。在没有肿瘤的周围组织内切断包绕肿瘤组织的血管，大部分腹部肿瘤通过钝性分离逐步暴露，以确定供应肿瘤的近端和远端血管。

找到肿瘤的供应血管以后，常使用双极手术钳以避免灼伤周围结构。

如果发生出血，可以使用钳夹设备保证血管安全，然后助手在第3个手术操作孔使用双极手术钳或valleylab@ligasure型血管闭合器缝合结扎血管。

这种情况下使用金属夹会有滑脱和电传导的风险，导致后面处理和切除肿瘤组织十分困难，所以不推荐使用。

为了减少出血的风险，更好地暴露组织界限，通常不推荐使用单极电凝分离组织。单极电凝通常很少用于肿瘤组织活检，除非肿瘤组织仅有一支血管供应。因此为控制实质内出血常使用结扎缝合方法。尽管如此，在所有缝合操作之前，用纱垫或纱布压迫出血点数分钟很有必要。

拟行肿瘤切除术，需先逐步分离肿瘤周围正常组织。辨别并分离供应血管后，将肿瘤组织轻轻置于一个塑料袋内由一个操作孔取出，如果有必要也可以由脐周小切口取出。

众所周知，机器人手术的图像放大技术和3D技术能够获得更好的视野，获取更清晰的解剖结构，多种先进设备如血管夹、双极手术钳的使用能保证有效地处理出血。许多肿瘤患儿需要接受多次外科手术，而微创手术和机器人手术可以减轻炎症、降低粘连、减轻疼痛，使患儿快速恢复至正常状态，有利于患儿尽快开始化疗及后续的手术治疗。

机器人手术的缺点是不能实际触摸组织以探查更深和靠近中心的病变。

由于SRF和肿瘤播散的风险，肿瘤学

原则越来越受重视，而机器人手术被认为是完整切除的比较好的方式。

未来需要进一步研究去证实机器人手术治疗肿瘤患儿能否获取等效的预后。

机器人手术具有更好的视野和更高的精确性，因此未来 IDRF 带来的劣势也可以被排除掉。

结论

各种形式的微创手术如腹腔镜、胸腔镜、后腹腔镜、机器人手术等技术正越来越多地应用于肿瘤患儿的手术治疗，将来在该领域也会处于决定性地位。尽管病例对照研究显示微创手术不劣于开放手术，目前为止还没有随机临床试验和达成共识的指南表明可以常规应用。是否应用微创手术通常需要多学科讨论谨慎选择患者。这些患儿病理类型不同，即使同一病理类型分期也不同，这些多样性导致不能开展短期比较性的研究。各种不同的外科小组需要形成专业性的规范，制订指南以指导微创手术在儿科肿瘤中的应用。为了保证获得可以接受的治疗效果，专家共识对外科医生和治疗中心来说是十分重要的。与传统微创手术相比，机器人手术具有开放手术外科医生喜欢的器官功能重塑等方面的优势，已逐渐应用于儿童肿瘤外科领域，数据显示并发症和术式转换比例与开放手术和传统微创手术相似。在没有相对禁忌证和（或）既往研究显示可能导致更差预后的情况下，鼓励机器人手术应用，逐步将在成人中取得的技术成果应用于儿童肿瘤外科手术是合理的。

参考文献

1. Holcomb GW 3rd, Tomita SS, Haase GM, et al. Minimally invasive surgery in children with cancer. Cancer. 1995;76:121–8.
2. Spurbeck WW, Davidoff AM, Lobe TE, et al. Minimally invasive surgery in pediatric cancer patients. Ann Surg Oncol. 2004;11:340–343.
3. Sailhammer E, Jackson CC, Vogel AM, et al. Minimally invasive surgery for pediatric solid neoplasms. Am Surg. 2003;69:566–568.
4. Holcomb GW 3rd. Minimally invasive surgery for solid tumors. Semin Surg Oncol. 1999;16:184–192.
5. Warmann S, Fuchs J, Jesch NK, et al. A prospective study of minimally invasive techniques in pediatric surgical oncology: preliminary report. Med Pediatr Oncol. 2003;40:155–157.
6. Metzelder ML, Kuebler JF, Shimotakahara A, et al. Role of diagnostic and ablative minimally invasive surgery for pediatric malignancies. Cancer. 2007;109(11):2343–2348.
7. Iwanaka T, Arai M, Kawashima H, et al. Endosurgical procedures for pediatric solid tumors. Pediatr Surg Int. 2004;20:39–42.
8. Smith TJ, Rothenberg SS, Brooks M, et al. Thoracoscopic surgery in childhood cancer. J Pediatr Hematol Oncol. 2002;24:429–435.
9. Saenz NC, Conlon KC, Aronson DC, et al. The application of minimal access procedures in infants, children, and young adults with pediatric malignancies. J Laparoendosc Adv Surg Tech A. 1997;7:289–294.
10. Sandoval C, Strom K, Stringel G. Laparoscopy in the management of pediatric intraabdominal tumors. J Soc Laparoendosc Surg. 2004;8:115–118.
11. Silecchia G, Silecchia G, Fantini A, et al. Management of abdominal lymphoproliferative diseases in the era of laparoscopy. Am J Surg. 1999;177:325–330.
12. Waldhausen JH, Tapper D, Sawin RS. Minimally invasive surgery and clinical decision-making for pediatric malignancy. Surg Endosc. 2000;14:250–253.
13. Cecchetto G, Riccipetitoni G, Inserra A, et al. Minimally invasive surgery in paediatric oncology: proposal of recommendations. Pediatr Med Chir. 2010;32(5):197–201.
14. Malkan AD, Loh AH, Sandoval JA. Minimally invasive surgery in the management of abdominal tumors in children. J Pediatr Surg. 2014;49(7):1171–1176.
15. Varlet F, Petit T, Leclair MD, et al. Laparoscopic treatment of renal cancer in children: a multicentric study and review of oncologic and surgical complications. J Pediatr Urol. 2014;10(3):500–505.
16. Fuchs J. The role of minimally invasive surgery in pediatric solid tumors. Pediatr Surg Int. 2015;31(3):213–228.doi:10.1007/s00383-015-3660-9.

17. Malkan AD, Loh AH, Fernandez-Pineda I, et al. The role of thoracoscopic surgery in pediatric oncology. J Laparoendosc Adv Surg Tech A. 2014;24(11):819–826.

18. Guye E, Lardy H, Piolat C, et al. Thoracoscopy and solid tumors in children: a multicenter study. J Laparoendosc Adv Surg Tech A. 2007;17(6):825–829.

19. Petty JK, Bensard DD, Partrick DA, et al. Resection of neurogenic G. Mattioli et al. tumors in children: is thoracoscopy superior to thoracotomy? J Am Coll Surg. 2006;203(5):699–703.

20. Fraga JC, Rothenberg S, Kiely E, et al. Video-assisted thoracic surgery resection for pediatric mediastinal neurogenic tumors. J Pediatr Surg. 2012;47(7):1349–1353.

21. Peycelon M, Audry G, Irtan S. Minimally invasive surgery in childhood cancer: a challenging future. Eur J Pediatr Surg. 2014;24:443–449.

22. Cundy TP, Marcus HJ, Clark J, et al. Robot-assisted minimally invasive surgery for pediatric solid tumors: a systematic review of feasibility and current status. Eur J Pediatr Surg. 2014;24:127–135.

23. van Dalen EC, de Lijster MS, Leijssen LGJ, et al. Minimally invasive surgery versus open surgery for the treatment of solid abdominal and thoracic neoplasms in children (review). Cochrane Database Syst Rev. 2015;1:CD008403.

24. Ehrlich PF, Newman KD, Haase GM, et al. Lessons learned from a failed multi-institutional randomized controlled study. J Pediatr Surg. 2002;37(3):431–436.

25. Shamberger RC. Cooperative group trials in pediatric oncology: the surgeon's role. J Pediatr Surg. 2013;48(1):1–13.

26. Cribbs RK, Wulkan ML, Heiss KF, et al. Minimally invasive surgery and childhood cancer. Surg Oncol. 2007;16(3):221–228.

27. Barmparas G, Branco BC, Schnüriger B, et al. The incidence and risk factors of post-laparotomy adhesive small bowel obstruction. J Gastrointest Surg. 2010;14(10):1619–1628.

28. Malek MM, Mollen KP, Kane TD, et al. Thoracic neuroblastoma: a retrospective review of our institutional experience with comparison of the thoracoscopic and open approaches to resection. J Pediatr Surg. 2010;45(8):1622–1626.

29. Kim T, Kim DY, Cho MJ, et al. Use of laparoscopic surgical resection for pediatric malignant solid tumors: a case series. Surg Endosc. 2011;25(5):1484–1488.

30. Metzelder M, Ure B. Port-site metastasis after laparoscopic biopsy of a posttransplant Burkitt lymphoma in a child. Eur J Pediatr Surg. 2009;19(2):126–127.

31. Hayes-Jordan AA, Daw NC, Furman WL, et al. Tumor recurrence at thoracostomy tube insertion sites: a report of two pediatric cases. J Pediatr Surg. 2004;39(10):1565–1567.

32. Bhatnagar S, Sarin YK. Scope and limitations of minimal invasive surgery in practice of pediatric surgical oncology. Indian J Med Paediatr Oncol. 2010;31(4):137–142.

33. International Pediatric Endosurgery Group. IPEG guidelines for the surgical treatment of adrenal masses in children. J Laparoendosc Adv Surg Tech A. 2010;20(2):vii–x. doi:10.1089/lap.2010.9999.

34. Heloury Y, Muthucumaru M, Panabokke G, et al. Minimally invasive adrenalectomy in children. J Pediatr Surg. 2012;47(2):415–421.

35. Mattioli G, Avanzini S, Pini Prato A, et al. Laparoscopic resection of adrenal neuroblastoma without image-defined risk factors: a prospective study on 21 consecutive pediatric patients. Pediatr Surg Int. 2014;30(4):387–394.

36. Theilen TM, Paran TS, Rutigliano D, et al. Experience with retroperitoneoscopy in pediatric surgical oncology. Surg Endosc. 2011;25(8):2748–2755.

37. Cohn SL, Pearson AD, London WB, et al. The International Neuroblastoma risk group (INRG) classification system: an INRG Task Force report. J Clin Oncol. 2009;27(2):289–297.

38. Monclair T, Brodeur GM, Ambros PF, et al. The International Neuroblastoma risk group (INRG) staging system: an INRG Task Force report. J Clin Oncol. 2009;27(2):298–303.

39. Irtan S, Brisse HJ, Minard-Colin V, et al. Minimally invasive surgery of neuroblastic tumors in children: indications depend on anatomical location and image-defined risk factors. Pediatr Blood Cancer. 2015;62(2):257–261.

40. Iwanaka T, Kawashima H, Uchida H. The laparoscopic approach of neuroblastoma. Semin Pediatr Surg. 2007;16(4):259–265.

41. Kelleher CM, Smithson L, Nguyen LL, et al. Clinical outcomes in children with adrenal neuroblastoma undergoing open versus laparoscopic adrenalectomy. J Pediatr Surg. 2013;48(8):1727–1732.

42. Lopes RI, Denes FT, Bissoli J, et al. Laparoscopic adrenalectomy in children. J Pediatr Urol. 2012;8(4):379–385.

43. Nuchtern JG, London WB, Barnewolt CE, et al. A prospective study of expectant observation as primary therapy for neuroblastoma in young infants: a Children's oncology group study. Ann Surg. 2012;256(4):573–580.

44. Cheng SP, Saunders BD, Gauger PG, et al. Laparoscopic partial adrenalectomy for bilateral pheochromocytomas. Ann Surg Oncol. 2008;15(9):2506–2508.

45. Hubertus J, Boxberger N, Redlich A, et al. Surgical aspects in the treatment of adrenocortical carcinomas in children: data of the GPOHMET 97 trial. Klin Padiatr. 2012;224(3):143–147.

46. Miller BS, Ammori JB, Gauger PG, et al. Laparoscopic resection is inappropriate in patients with known or suspected adrenocortical carcinoma. World J Surg. 2010;34(6):1380–1385.

47. Soheilipour F, Pazouki A, Ghorbanpour S, et al. Laparoscopic adrenalectomy for pheochromocytoma in a child. APSP J Case Rep. 2013;4(1):2.

48. Al-Shanafey S, Habib Z. Feasibility and safety of laparoscopic adrenalectomy in children: special emphasis on neoplastic lesions. J Laparoendosc Adv Surg Tech A. 2008;18(2):306–309.

49. Fuchs J, Kienecker K, Furtwangler R, et al. Surgical aspects in the treatment of patients with unilateral wilms tumor: a report from the SIOP 93-01/German Society of Pediatric Oncology and Hematology. Ann Surg. 2009;249(4):666–671.

50. Godzinski J, van Tinteren H, de Kracker J, et al. Nephroblastoma: does the decrease in tumor volume under preoperative chemotherapy predict the lymph nodes status at surgery? Pediatr Blood Cancer. 2011;57(7):1266–1269.

51. Duarte RJ, Denes FT, Cristofani LM, et al. Laparoscopic nephrectomy for Wilms' tumor. Expert Rev Anticancer Ther. 2009;9(6):753–761.

52. Varlet F, Stephan JL, Guye E, et al. Laparoscopic radical nephrectomy for unilateral renal cancer in children. Surg Laparosc Endosc Percutan Tech. 2009;19(2):148–152.

53. Duarte RJ, Dénes FT, Cristofani LM, et al. Further experience with laparoscopic nephrectomy for Wilms' tumour after chemotherapy. BJU Int. 2006;98(1):155–159.

54. Ko EY, Ritchey ML. Current management of Wilms' tumor in children. J Pediatr Urol. 2009;5(1):56–65.

55. Chui CH, Lee AC. Peritoneal metastases after laparoscopic nephron-sparing surgery for localized Wilms tumor. J Pediatr Surg. 2011;46(3):e19–21.

56. Piche N, Barrieras D. Minimally invasive nephron-sparing surgery for unilateral Wilms tumor. J Pediatr Surg. 2012;47(7):E1–4.

57. Grabowski A, Korlacki W, Pasierbek M. Laparoscopy in elective and emergency management of ovarian pathology in children and adolescents. Wideochir Inne Tech Malo Inwazyjne. 2014;9(2):164–169.

58. Rescorla FJ. Pediatric germ cell tumors. Semin Pediatr Surg. 2012;21(1):51–60.

59. Mayer JP, Bettolli M, Kolberg-Schwerdt A, et al. Laparoscopic approach to ovarian mass in children and adolescents: already a standard in therapy. J Laparoendosc Adv Surg Tech A. 2009;19(Suppl 1):S111–115.

60. Pontarelli EM, Emami C, Nguyen NX, et al. Single-incision laparoscopic resection of ovarian masses in children: a preliminary report. Pediatr Surg Int. 2013;29(7):715–718.

61. Chabaud-Williamson M, Netchine I, Fasola S, et al. Ovarian-sparing surgery for ovarian teratoma in children. Pediatr Blood Cancer. 2011;57(3):429–434.

62. Sarnacki S. Ovarian tissue cryopreservation in children with cancer. Lancet Oncol. 2014;15(10):1049–1050.

63. Ehrlich PF, Teitelbaum DH, Hirschl RB, et al. Excision of large cystic ovarian tumors: combining minimal invasive surgery techniques and cancer surgery—the best of both worlds. J Pediatr Surg. 2007;42(5):890–893.

64. Irtan S, Orbach D, Helfre S, et al. Ovarian transposition in prepubescent and adolescent girls with cancer. Lancet Oncol. 2013;14(13):e601–608.

65. Babayev SN, Arslan E, Kogan S, et al. Evaluation of ovarian and testicular tissue cryopreservation in children undergoing gonadotoxic therapies. J Assist Reprod Genet. 2013;30(1):3–9.

66. Dall'igna P, Cecchetto G, Bisogno G, et al. Pancreatic tumors in children and adolescents: the Italian TREP project experience. Pediatr Blood Cancer. 2010;54(5):675–680.

67. Ellerkamp V, Warmann SW, Vorwerk P, et al. Exocrine pancreatic tumors in childhood in Germany. Pediatr Blood Cancer. 2011;58(3):366–371.

68. Fais PO, Carricaburu E, Sarnacki S, et al. Is laparoscopic management suitable for solid pseudo-papillary tumors of the pancreas? Pediatr Surg Int. 2009;25(7):617–621.

69. Sokolov YY, Stonogin SV, Donskoy DV, et al. Laparoscopic pancreatic resections for solid pseudopapillary tumor in children. Eur J Pediatr Surg. 2009;19(6):399–401.

70. Uchida H, Goto C, Kishimoto H, et al. Laparoscopic spleen-preserving distal pancreatectomy for solid pseudopapillary tumor with conservation of splenic vessels in a child. J Pediatr Surg. 2010;45(7):1525–1529.

71. Dutta S, Nehra D, Woo R, et al. Laparoscopic resection of a benign liver tumor in a child. J Pediatr Surg. 2007;42(6):1141–1145.

72. Yeung CK, Chowdhary SK, Chan KW, et al. Atypical laparoscopic resection of a liver tumor in a 4-year-old girl. J Laparoendosc Adv Surg Tech A. 2006;16(3):325–327.

73. Abhijith SM, Nerli RB, Weiss D, et al. Laparoscopic retroperitoneal lymph node dissection for paratesticular rhabdomyosarcoma in older children/adolescents. Indian J Surg Oncol. 2013;4(4):341–344.

74. Tomaszewski JJ, Sweeney DD, Kavoussi LR, et al. Laparoscopic retroperitoneal lymph node dissection for high-risk pediatric patients with paratesticular rhabdomyosarcoma. J Endourol. 2010;24(1):31–34.

75. Bishay M, Giacomello L, Retrosi G, et al. Hypercapnia and acidosis during open and thoracoscopic repair of congenital diaphragmatic hernia and esophageal atresia: results of a pilot randomized controlled trial. Ann Surg. 2013;258(6): 895–900.

76. Lawal TA, Gosemann JH, Kuebler JF, et al. Thoracoscopy versus thoracotomy improves midterm musculoskeletal status and cosmesis in infants and children. Ann Thorac Surg. 2009;87(1):224–228.

77. Schneider DT, Calaminus G, Reinhard H, et al. Primary mediastinal germ cell tumors in children and adolescents: results of the German cooperative protocols MAKEI 83/86, 89, and 96. J Clin Oncol. 2000;18(4):832–839.

78. Fuchs J, Seitz G, Ellerkamp V, et al. Analysis of sternotomy as treatment option for the resection of bilateral pulmonary metastases in pediatric solid

tumors. Surg Oncol. 2008;17(4):323–330.

79. Kayton ML, Huvos AG, Casher J, et al. Computed tomographic scan of the chest underestimates the G. Mattioli et al. number of metastatic lesions in osteosarcoma. J Pediatr Surg. 2006;41(1):200–206.

80. Burdine J, Joyce LD, Plunkett MB, et al. Feasibility and value of video-assisted thoracoscopic surgery wedge excision of small pulmonary nodules in patients with malignancy. Chest. 2002;122(4):1467–1470.

81. Gow KW, Saad DF, Koontz C, et al. Minimally invasive thoracoscopic ultrasound for localization of pulmonary nodules in children. J Pediatr Surg. 2008;43(12):2315–2322.

82. Martin AE, Chen JY, Muratore CS, et al. Dual localization technique for thoracoscopic resection of lung lesions in children. J Laparoendosc Adv Surg Tech A. 2009;19(Suppl 1):S161–164.

83. Parida L, Fernandez-Pineda I, Uffman J, et al. Thoracoscopic resection of computed tomography-localized lung nodules in children. J Pediatr Surg. 2013;48(4):750–756.

84. Fuchs J, Seitz G, Handgretinger R, et al. Surgical treatment of lung metastases in patients with embryonal pediatric solid tumors: an update. Semin Pediatr Surg. 2012;21(1):79–87.

85. Castagnetti M, Delarue A, Gentet JC. Optimizing the surgical management of lung nodules in children with osteosarcoma: thoracoscopy for biopsies, thoracotomy for resections. Surg Endosc. 2004;18(11):1668–1671.

86. Warmann SW, Furtwangler R, Blumenstock G, et al. Tumor biology influences the prognosis of nephroblastoma patients with primary pulmonary metastases: results from SIOP 93-01/GPOH and SIOP 2001/ GPOH. Ann Surg. 2011;254(1):155–162.

87. Tronc F, Conter C, Marec-Berard P, et al. Prognostic factors and long-term results of pulmonary metastasectomy for pediatric histologies. Eur J Cardiothorac Surg. 2008;34(6):1240–1246.

88. Metzelder ML, Schober T, Grigull L, et al. The role of laparoscopic techniques in children with suspected post-transplantation lymphoproliferative disorders. J Laparoendosc Adv Surg Tech A. 2011;21(8):767–770.

89. Shamberger RC, Holzman RS, Griscom NT, et al. CT quantitation of tracheal cross-sectional area as a guide to the surgical and anesthetic management of children with anterior mediastinal masses. J Pediatr Surg. 1991;26(2):138–142.

90. Ang KL, Tan C, Hsin M, et al. Intrapleural tumor dissemination after video-assisted thoracoscopic surgery metastasectomy. Ann Thorac Surg. 2003;75(5):1643–1645.

91. Koizumi K, Haraguchi S, Mikami I, et al. Video-assisted thoracic surgery for Ewing's sarcoma of the mediastinum in a 3-year-old girl. Ann Thorac Cardiovasc Surg. 2005;11(2):117–120.

92. Gera PK, La Hei E, Cummins G, et al. Thoracoscopy in chest wall Ewing's sarcoma. J Laparoendosc Adv Surg Tech A. 2006;16(5):509–512.

93. Chan KW, Lee KH, Tam YH, et al. Minimal invasive surgery in pediatric solid tumors. J Laparoendosc Adv Surg Tech A. 2007;17(6):817–820.

94. Sarnacki S. Ovarian tissue cryopreservation in children with cancer. Lancet Oncol. 2014;15(10):1049–1050.

95. S I, Mascard E, Bolle S, et al. The small bowel in its hammock: how to avoid irradiation thanks to the sigmoid. J Laparoendosc Adv Surg Tech A. 2015;25(1):77–80.

96. De Lagausie P, Berrebi D, Michon J, et al. Laparoscopic adrenal surgery for neuroblastomas in children. J Urol. 2003;170:932–935.

97. Leclair MD, de Lagausie P, Becmeur F, et al. Laparoscopic resection of abdominal neuroblastoma. Ann Surg Oncol. 2008;15(1):117–124.

98. St Peter SD, Valusek PA, Hill S, et al. Laparoscopic adrenalectomy in children: a multicenter experience. J Laparoendosc Adv Surg Tech A. 2011;21(7):647–649.

99. Ure BM, Bax NM, Zee v d. Laparoscopy in infants and children: a prospective study on feasibility and the impact on routine surgery. J Pediatr Surg. 2000;35:1170–1173.

100. Günther P, Tröer J, Holland-Cunz S, et al. Surgical complications in abdominal tumor surgery in children. Experiences at a single oncological center. Eur J Pediatr Surg. 2009;19(5):297–303.

101. Cotton CA, Peterson S, Norkool PA, et al. Early and late mortality after diagnosis of wilms tumor. J Clin Oncol. 2009;27(8):1304–1309.

102. Schmidt AI, Reismann M, Kubler JF, et al. Exposure to carbon dioxide and helium reduces in vitro proliferation of pediatric tumor cells. Pediatr Surg Int. 2006;22:72–77.

103. Metzelder M, Kuebler J, Shimotakahara A, et al. CO(2) pneumoperitoneum increases systemic but not local tumor spread after intraperitoneal murine neuroblastoma spillage in mice. Surg Endosc. 2008;22(12):2648–2653.

104. Reismann M, Wehrmann F, Schukfeh N, et al. Carbon dioxide, hypoxia and low pH lead to overexpression of c-myc and HMGB-1 oncogenes in neuroblastoma cells. Eur J Pediatr Surg. 2009;19(4):224–227.

105. Zdichavsky M, Schmidt A, Luithle T, et al. Three-dimensional laparoscopy and thoracoscopy in children and adults: a prospective clinical trial. Minim Invasive Ther Allied Technol. 2015;27:1–7.

106. Lacher M, Kuebler JF, Yannam GR, et al. Single-incision pediatric endosurgery for ovarian pathology. J Laparoendosc Adv Surg Tech A. 2013;23(3):291–296.

107. Luithle T, Szavay P, Fuchs J. Single-incision laparoscopic nephroureterectomy in children of all age groups. J Pediatr Surg. 2013;48(5):1142–1146.

108. Till H, Bergmann F, Metzger R, et al. Videoscopic fluorescence diagnosis of peritoneal and thoracic metastases from human hepatoblastoma in nude rats. Surg Endosc. 2005;19(11):1483–1486.

109. Till H, Metzger R, Bergmann F, et al. Tumor model

for laparoscopy in pediatric oncology: subperitoneal inoculation of human hepatoblastoma cells in nude rats. Eur J Pediatr Surg. 2006;16(4):231–234.

110. Urla C, Armeanu-Ebinger S, Fuchs J, et al. Successful in vivo tumor visualization using fluorescence laparoscopy in a mouse model of disseminated alveolar rhabdomyosarcoma. Surg Endosc. 2015;29(5):1105–1114.

111. Anderberg M, Backman T, Annerstedt M. Robot-assisted radical cystoprostatectomy in a small child with rhabdomyosarcoma: a case report. J Robot Surg. 2008;2:101–103.

112. Meehan JJ, Sandler A. Pediatric robotic surgery: a single-institutional review of the first 100 consecutive cases. Surg Endosc. 2008;22(1):177–182.

113. Meehan JJ, Sandler AD. Robotic resection of mediastinal masses in children. J Laparoendosc Adv Surg Tech A. 2008;18(1):114–119.

114. Akar ME, Leezer KH, Yalcinkaya TM. Robot-assisted laparoscopic management of a case with juvenile cystic adenomyoma. Fertil Steril. 2010;94(3):e55–56. author reply e57

115. Backes FJ, Seamon LG, Fowler JM. Robotic radical hysterectomy and pelvic lymphadenectomy for uterine rhabdomyosarcoma. J Robot Surg. 2008;2:197–200.

116. Camps JI. The use of robotics in pediatric surgery: my initial experience. Pediatr Surg Int. 2011;27(9):991–996.

117. Choy B, Gordetsky J, Varghese M, et al. Mixed epithelial and stromal tumor of the kidney in a 14-year-old boy. Urol Int. 2012;88(2):247–248.

118. Cost NG, Geller JI, WR DF Jr, et al. A robotic-assisted laparoscopic approach for pediatric renal cell carcinoma allows for both nephron-sparing surgery and extended lymph node dissection. J Pediatr Surg. 2012;47(10):1946–1950.

119. Cost NG, DaJusta DG, Granberg CF, et al. Robot-assisted laparoscopic retroperitoneal lymph node dissection in an adolescent population. J Endourol. 2012;26(6):635–640.

120. DeUgarte DA, Teitelbaum D, Hirschl RB, et al. Robotic extirpation of complex massive esophageal leiomyoma. J Laparoendosc Adv Surg Tech A. 2008;18(2):286–289.

121. Dumitrascu T, Stanciulea O, Herlea V, et al. Central pancreatectomy for pancreatoblastoma in a 16-year-old girl. J Pediatr Surg. 2011;46(8):e17–21.

122. Gutt CN, Markus B, Kim ZG, et al. Early experiences of robotic surgery in children. Surg Endosc. 2002;16(7):1083–1086.

123. Hassan M, Smith JM. Robotic assisted excision of a left ventricular myxoma. Interact Cardiovasc Thorac Surg. 2012;14(1):113–114.

124. Hsu SD, HS W, Kuo CL, et al. Robotic-assisted laparoscopic resection of ectopic pancreas in the posterior wall of gastric high body: case report

and review of the literature. World J Gastroenterol. 2005;11(48):7694–7696.

125. Lee J, Kang SW, Jung JJ, et al. Multicenter study of robotic thyroidectomy: short-term postoperative outcomes and surgeon ergonomic considerations. Ann Surg Oncol. 2011;18(9):2538–2547.

126. Lee KE, Koo H, Kim SJ, et al. Outcomes of 109 patients with papillary thyroid carcinoma who underwent robotic total thyroidectomy with central node dissection via the bilateral axillo-breast approach. Surgery. 2010;148(6):1207–1213.

127. Nakib G, Calcaterra V, Scorletti F, et al. Robotic assisted surgery in pediatric gynecology: promising innovation in mini invasive surgical procedures. J Pediatr Adolesc Gynecol. 2013;26(1):e5–7.

128. Rogers CG, Blatt AM, Miles GE, et al. Concurrent robotic partial adrenalectomy and extra-adrenal pheochromocytoma resection in a pediatric patient with von Hippel-Lindau disease. J Endourol. 2008;22(7):1501–1503.

129. Park BJ, Flores RM, Rusch VW. Robotic assistance for video-assisted thoracic surgical lobectomy: technique and initial results. J Thorac Cardiovasc Surg. 2006;131(1):54–59.

130. St Julien J, Ball D, Schulick R. Robot-assisted cortical-sparing adrenalectomy in a patient with von Hippel-Lindau disease and bilateral pheochromocytomas separated by 9 years. J Laparoendosc Adv Surg Tech A. 2006;16(5):473–477.

131. Anderberg M, Kockum CC, Arnbjornsson E. Paediatric robotic surgery in clinical practice: a cost analysis. Eur J Pediatr Surg. 2009;19(5): 311–315.

132. Rowe CK, Pierce MW, Tecci KC, et al. A comparative direct cost analysis of pediatric urologic robot-assisted laparoscopic surgery versus open surgery: could robot-assisted surgery be less expensive? J Endourol. 2012;26(7):871–877.

133. Cecchetto G, Mosseri V, De Bernardi B, et al. Surgical risk factors in primary surgery for localized neuroblastoma: the LNESG1 study of the European International Society of Pediatric Oncology Neuroblastoma Group. J Clin Oncol. 2005;23(33):8483–8489.

134. Monclair T, Brodeur GM, Ambros PF, et al. The International Neuroblastoma risk group (INRG) staging system: an INRG Task Force report. J Clin Oncol. 2009;27(2):298–303.

135. Meehan JJ. Robotic surgery for pediatric tumors. Cancer J. 2013;19(2):183–188.

136. Mattioli G, Avanzini S, Pio L, et al. Transperitoneal laparoscopic approach to the Perinephric area in children: technical report and lessons learned. J Laparoendosc Adv Surg Tech A. 2015;25(10):841–846.

137. Kiely E. Technique for excision of abdominal and pelvic neuroblastomas. Ann R Coll Surg Engl. 2007;89(4):342–348.

儿童胸外科机器人手术

与传统的胸腔镜手术相比，达芬奇手术机器人在很多方面都更具优势。机器人的关节在胸腔内某些较为坚韧的组织（如纵隔肿物）周围活动时非常灵活有用，在一些胸腔镜无法到达的地方，比如 Bochdalek 孔，机器人的关节手臂可轻松到达。虽然目前现有技术水平有限，但在不远的将来，机器人手术一定会较胸腔镜手术更先进而被广泛应用。

20.1　纵隔肿物

儿童纵隔肿瘤种类很多。这些肿瘤以其好发位置及性质进行分类，分为良性、恶性肿瘤，以及先天性畸形。分析其发病部位及影像学特征通常能得出相应诊断。

具有囊性特征的先天性畸形有支气管囊肿、淋巴管瘤及食管重复畸形。支气管囊肿常位于支气管隆突，但有时也可发生于其他部位。胸腔内的食管上可见到小肠重复畸形，表现为吞咽困难、吞咽痛以及反流症状。对于较短的小肠重复畸形可以直接予以切除，但是对于较长的小肠重复畸形，情况会变得十分复杂，有些病例需要切除部分食管段。小的裂隙可以直接修补，但食管段切除则需要端端吻合。少数食管病变较长的病例需要经胸腹联合切口用管状胃代食管。大部分食管重复畸形的切除可以经胸腔镜入路，而有些低位的病例要经腹部入路进行。

淋巴管瘤的治疗特别具有挑战性，因为术后常常需要面对乳糜漏。淋巴管瘤手术治疗已逐渐被局部硬化治疗取代。新的方法如雷帕霉素已经进入试验阶段，目前认为需要多学科综合治疗。硬化治疗无效者需手术切除治疗，但总的来说，保守治疗应为首选。

如前所述，纵隔肿瘤的好发部位及放射学特征可显示其自身性质。我们一般要看其发生于前纵隔还是后纵隔。后纵隔肿瘤包括所有起源于交感神经链的肿瘤，如神经节瘤、节细胞神经母细胞瘤和神经母细胞瘤。微创中心对于这些肿瘤常常进行开放手术，但是由于器械没有关节，导致手术难度很大，这时我们更倾向于使用机器人完成此类手术。有些跨过膈肌的肿瘤则需要胸腹联合切口，另一种方法是打开纵隔，肿瘤切除完

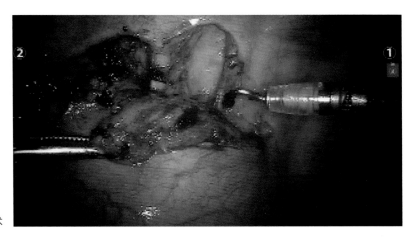

图 20-1　神经节瘤切除术

成后再予以重建。神经节细胞瘤是缓慢生长的良性肿瘤，尽管存在争议，但目前手术切除仍是唯一的治疗方法，肿瘤的位置、大小和术中探查情况决定了肿瘤切除进度（图 20-1）。神经母细胞瘤是恶性肿瘤，发现时可能已较大。小的病灶在初次发现时即可以进行切除，大多数在病理活检后进行化疗常为最佳选择。基于肿瘤生物学，在适当的化疗后进行手术切除仍是主要的治疗方法。儿童肿瘤组（COG）表明，低度或中度恶性病变并不总是需要手术切除。目前推荐中度病变可根据肿瘤的体积切除 50% 或以上，而低度病变可只行观察随访，当然我们仍需告诫读者，目前这些理论仍需进一步观察改进。神经节细胞瘤为中度恶性肿瘤，因为它偶尔容易局部复发，所以常需要切除。前纵隔肿瘤包括畸胎瘤、生殖细胞肿瘤和胸腺瘤。甲胎蛋白（AFP）和 β 人绒毛膜促性腺激素水平（β-HCG）升高常预示该畸胎瘤为恶性。AFP 和 β-HCG 血清检测有助于监测恶性畸胎瘤的复发。如果血清里上述两项指标正常，则畸胎瘤通常是良性成熟

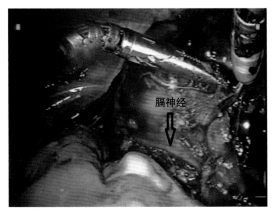

膈神经

图 20-2　与心包粘连的巨大生殖细胞肿瘤，注意旁边的膈神经（箭头所示）

畸胎瘤。胸腺肿瘤包括胸腺瘤和生殖细胞肿瘤。生殖细胞肿瘤的 β-HCG 和 AFP 也可升高，肿瘤的体积常很大（图 20-2）。

　　机器人切除纵隔肿瘤首先要正确放置操作台的位置。操作台应规划放置于肿瘤位于人体的大体位置。例如，如果肿瘤位于人体前方和上方，则机器人位于患者的前面和上方。如果肿瘤位于后部和下部，机器人将被放置在后部和下部位置（图 20-3）。开口的布局可参考我们在引言部分讨论的相关注意事项，注意保持正确的机器人手臂角度，并密切关注开口深度。仔细检查解剖结构对安

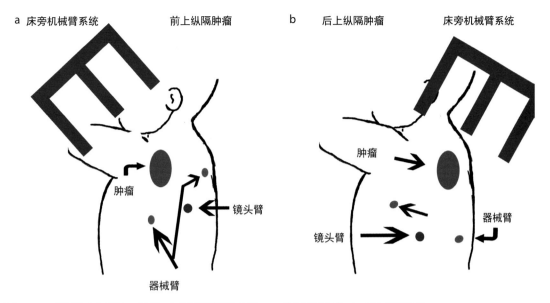

图 20-3　纵隔肿瘤典型切口位置和床旁机械臂系统位置。a. 前上纵隔肿瘤；b. 后上纵隔肿瘤

全切除至关重要。穿过膈肌的肿块可能需要胸腹联合手术。机器人手术的真正优势在于其关节允许外科医生能够达到传统胸腔镜手术无法达到的胸内区域。关节使得外科医生可以在肿瘤周围精确导航下开展切除操作。我们预测，基于其手术操作简便、开口数量少及可视化程度高等优势，所有纵隔肿瘤的机器人手术切除将成为未来的黄金标准。

20.2　先天性膈疝：胸腹膜裂孔疝

后外侧胸腹膜裂孔疝的发生是由于胚胎时期膈肌无法正常关闭，缺口通常在后部及侧面，但缺口的大小不一。膈疝造成同侧肺在胚胎发育过程中受到程度不一的压缩，除了由于肺组织减少导致缺氧和通气减少外，肺动脉高压通常是决定生存能力的重要因素。肺动脉高压可能在生命的头几个小时内发展，导致显著的心肺损害和迅速恶化。相关支持治疗包括高频通气和一氧化氮治疗，

体外人工肺（ECMO）可能是拯救患者的关键。总体生存率为 70.3% ~ 81.0%。手术修复的时机可能需要根据患者的整体状况决定。一些心肺敏感患者或需要修补大缺损的患者可能不适合 MIS 方法。对于中小尺寸缺损的稳定患者，可采用胸腔镜或机器人手术治疗。

有些膈疝位于最后外侧的边缘，可能没有隔膜组织，因此很难找到足够的组织来完成修复。另外，由于角度的原因，使用标准的 MIS 仪器很难达到这个解剖位置。使用标准胸腔镜仪器的失败率在一些报道中高得惊人。腹部入路的优点是可达到后外侧区域。但是，这些患儿由于肠道位于胸腔导致腹部空间减少，术中把肠袢纳入腹腔后，更进一步减少了腹腔可操作空间。由于这些原因，大多数儿外科医生微创手术更喜欢胸部入路。

有报道表明机器人手术对先天性膈疝的

修复复发率很低。但机器人并非适合所有操作步骤,比如较大的肠袢推移操作,将肠袢推移入腹腔,机器人就很难完成。因此在对接机器人之前,我们用胸腔镜 5mm 开口完成此项操作。较大无法直接修补的缺口可使用

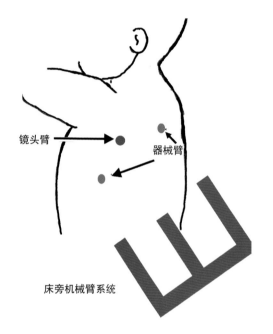

图 20-4 新生儿胸腹膜裂孔疝修补术切口位置

补片完成修补。补片材料像地毯一样卷起来通过 5mm 的套管针口。一旦进入位置,便可以展开并缝合到位。对于可以直接缝合的缺口,补片材料可用作直接缝合的加强材料。

患者被置于侧卧位。机器人手推车放在患者的脚下,与患者背部有一个小角度(图 20-4)。为了患者的安全,在其头部上方设置防护固体屏障十分重要,以防机器人手臂与患者无意中接触。我们更喜欢使用台式喉镜支架(图 20-5)。

由于新生儿胸部空间太小,因此必须根据机器人手臂的运动范围设计切口的位置。收回机器人端口,测量内部中心与胸腔外壁的距离,以确定机器人手臂关节长度这一关键数据。放置机器人端口,手持腹腔镜,轻轻推挤内脏(图 20-6)。待内脏推挤入腹腔后,接入机器人仪器。首先游离缺损的膈肌边缘,因为它与外侧胸壁融合(图 20-7),一旦游离足够的组织边缘,可以尝试使用不

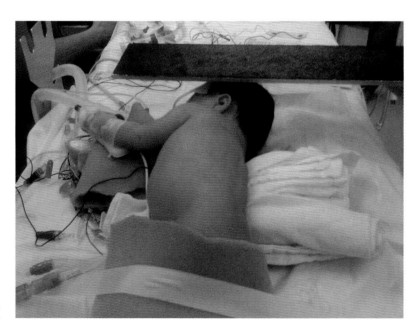

图 20-5 婴儿头部上方的护板

可吸收缝线进行直接缝合关闭。我们喜欢先关闭后外侧，然后用间断水平褥式缝合关闭缺损（图 20-8）。补片有助于在膈肌上分布缝线的张力，并可减少肌肉的撕裂。如有必要，首先缝合补片侧面然后缝合补片内侧。术后不必留置胸部引流管。

20.3　先天性膈疝：先天性胸骨后膈疝

先天性胸骨后膈疝是膈肌的胸膜腹膜表

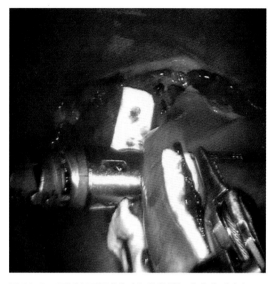

图 20-8　间断水平褥式缝合加补片关闭胸腹膜裂孔疝

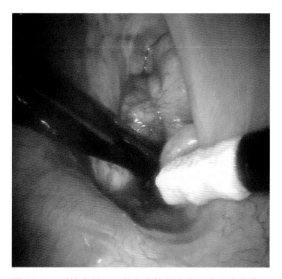

图 20-6　对接之前，用花生米将新生儿膈疝内容物推回腹腔。不推荐用机器人系统进行本操作

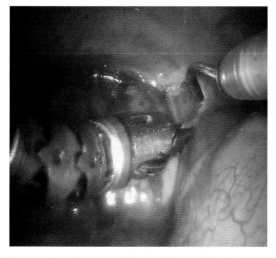

图 20-7　充分游离组织获得合适的边缘来修补膈疝

面在肋骨胸骨三角区的融合障碍。尽管这种缺陷有时候轻微向右侧偏斜，但多数靠前并偏中央。修补是一种腹部手术，但我们在这里要提及完整性。不像胸腹膜裂孔疝多发生在出生时且伴有呼吸窘迫，先天性胸骨后膈疝患者可能在很长时间里得不到确诊。偶尔，这一缺陷会因为其他不相关的原因行X 线检查时被偶然发现。尽管一些患者主诉轻度胸骨下方痛或消化不良，但大多数患者没有症状。极少数患者因为内脏套入疝内出现肠梗阻。由于位于前方，应用手持腹腔镜器械修补这一缺陷的缝合角度具有挑战性。手术入路为经腹。打孔的位置见图 20-9。通常需要一个进镜孔和两个器械孔，一般不需要做副孔。首先进行内脏复位（图 20-10），如果有疝囊则切除疝囊。前部腹壁上的组织边缘用电钩分离，然后用垫片水平褥式方法进行修补（图 20-11，图 20-12）。一般倾向于一期修补，但对于较大的缺损可能

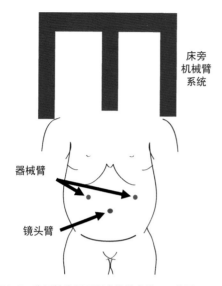

图 20-9 先天性胸骨后膈疝修补术的开口位置

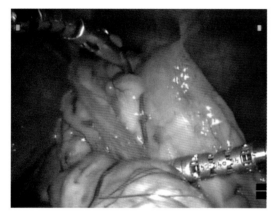

图 20-10 与胸腹膜裂孔疝不同，年长病人的先天性胸骨后膈疝可以通过机器人系统完成复位

需要补片封闭。

20.4 胸腺切除术

重症肌无力（MG）是一种抗体阻碍肌细胞接受神经细胞传递神经递质导致横纹肌无力的自身免疫性疾病。患者表现为疲劳、全身肌无力、面神经麻醉或呼吸困难。眼肌可以早期受累，表现为典型的眼睑下垂或复视。其确诊依靠神经传导实验及乙酰胆碱受体抗体的检测。应用吡斯的明可以改善神经

和肌肉之间的信号传递，而应用激素可以减轻免疫反应。病情加重导致呼吸困难需要住院治疗。胸腺切除可能缓解药物难治性患者的症状。

机器人手术是胸腺切除的一种理想方法。胸腺常延伸出纵隔直到颈部，这对应用标准胸腔镜器械的微创手术是一种挑战。对比机器人胸腺切除术与替代性胸腺切除术的初步研究结果令人鼓舞。我们的手术仅采用左胸入路。双腔气管插管用于协助肺隔离。患者取仰卧位，左肩胛骨下垫高略微向右倾斜。左臂搭在面部，打孔的位置如图 20-13 所示。借助于 30° 镜，通常仅使用 3 个孔就可以完成整个手术过程。视野范围首先向下以辨识膈神经（图 20-14）。手术过程首先用电钩进行分离，从左胸向右胸逐渐进行。腺体的一个重要部分可能延伸至右颈部（图 20-15）。经左胸入路应用关节式机器人器械可以很容易地到达这些隐蔽的解剖部位。在颈部解剖时，镜头可能需要切换到 30° 向上的角度。胸腺的解剖需要暴露无名静脉（图 20-16）。为了最大限度地缓解症状，完

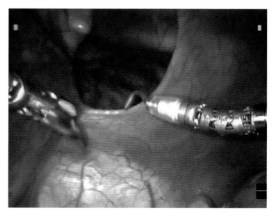

图 20-11 充分游离前腹壁组织有助于修补一些缺损较大的先天性胸骨后膈疝

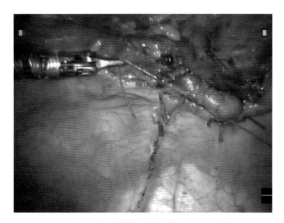

图 20-12　水平褥式缝合修补先天性胸骨后膈疝

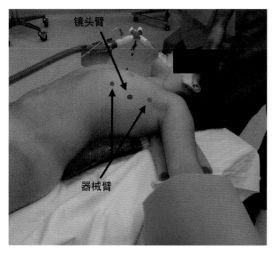

图 20-13　机器人胸腺切除术的体位和切口位置。我们倾向于左胸入路，机器人系统越过患者的右肩进入

整切除是至关重要的。一般不需要留置胸部引流管。为了安全起见，我们常规将患儿

转入儿科 ICU，因为这些患儿的一般情况欠佳，但是我们从来没有遇到术后呼吸问题，没有一例需要术后机械通气。大多数患儿在术后 24～48h 出院。

20.5　伴气管食管瘘的食管闭锁

我们经常被问及食管气管瘘的修补和我们对这一罕见疾病的一些浅显的经验。伴气管食管瘘的食管闭锁（TEF）是儿科手术中最吸引人的变异之一，为了避免瘘和狭窄，食管的吻合需要绝对精确。第一例胸腔镜下 TEF 修复的报道是在 1999 年。此后又有一系列的报道，但是由于技术复杂并且疗效欠佳，这一术式未能被广泛接受。胸腔镜修补术初始狭窄和瘘的发生率都相对较高。尽管存在这些缺点，但微创手术有自己的优势，包括减轻痛苦、更加美观且避免了开胸手术，还可能减少脊柱侧凸的风险。

虽然我们希望看到机器人最终用于修复食管闭锁和气管食管瘘，但因为与这些新生儿有关的器械的尺寸，机器人手术不会成为主流。患有典型 TEF 的新生儿通常较小，而且多数在 3kg 以下，这就带来了重要的尺

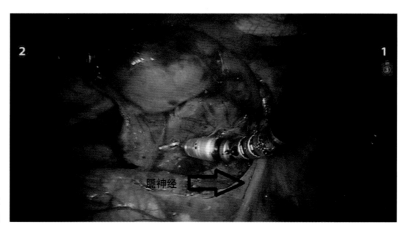

图 20-14　机器人胸腺切除术的解剖，注意膈神经（箭头所示）

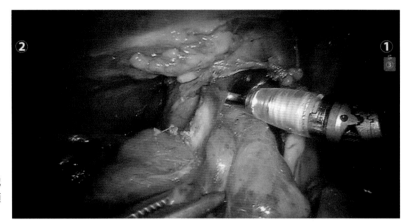

图 20-15 机器人的关节器械有利于在经胸入路从上纵隔和颈部解剖胸腺

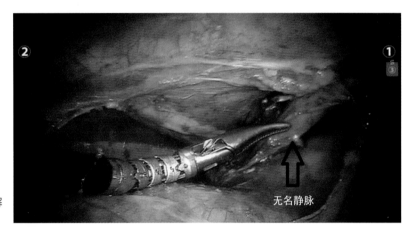

无名静脉

图 20-16 从无名静脉周围解剖胸腺

寸问题。此外，机器人 8.5mm 的镜头可能不适用于一些新生儿的肋间。最后，留给关节式机器人器械的操作空间非常小。简单地说，达芬奇机器人不是 TEF 修补的理想器械。

我们在 2007 年应用达芬奇标准系统做了第一例也是唯一一例 TEF 修补手术，我们用的是二维 5mm 镜子。不幸的是，这种镜子已不再生产。此外，5mm 二维镜子从来就不适用于新的 Si 系统。也许可以用 8.5mm 的镜子来施行手术，但是肋间隙会非常紧。

20.5.1 肺切除

应用达芬奇机器人行肺叶切除术治疗肺隔离症和先天性肺囊腺瘤样畸形（CPAM）是可行的，我们在十年前最先报道了一小系列病例。然而，微创肺叶切除术的关键器械是一种热封闭装置，用来沿着肺裂封闭肺实质。达芬奇有一种器械叫组织密封器，它的作用方式与之相似，但是公司目前不支持或建议将其用于儿童肺叶切除。除非热密封替代方案很明确，或者机器人可用于儿科，否则我们支持将机器人应用于儿童肺叶切除手术。

参考文献

1. Hammill AM, Wentzel M, Gupta A, et al. Sirolimus for the treatment of complicated vascular anomalies in children. Pediatr Blood Cancer. 2011;57(6):1018–1024. doi:10.1002/pbc.23124.

2. Billmire DF, Grosfeld JL. Teratomas in childhood: analysis of 142 cases. J Pediatr Surg. 1986;21(6):548–551.

3. Ben-Ishay O, Johnson VM, Wilson JM, et al. Congenital diaphragmatic hernia associated with esophageal atresia: incidence, outcomes, and determinants of mortality. J Am Coll Surg. 2013;216(1):90–95.

4. Garriboli M, Duess JW, Ruttenstock E, et al. Trends in the treatment and outcome of congenital diaphragmatic hernia over the last decade. Pediatr Surg Int. 2012;28(12):1177–1181.

5. Kimura O, Furukawa T, Higuchi K, et al. Impact of our new protocol on the outcome of the neonates with congenital diaphragmatic hernia. Pediatr Surg Int. 2013;29:335–339.

6. Lansdale N, Alam S, Losty PD, et al. Neonatal endosurgical congenital diaphragmatic hernia repair: a systematic review and meta-analysis. Ann Surg. 2010;252(1):20–26.

7. Arca MJ, Barnhart DC, Lelli JL Jr, et al. Early experience with minimally invasive repair of congenital 20 Pediatric Thoracic Robotic Surgery diaphragmatic hernias: results and lessons learned. J Pediatr Surg. 2003;38(11):1563–1568. Review

8. Slater BJ, Meehan JJ. Robotic repair of congenital diaphragmatic anomalies. J Laparoendosc Adv Surg Tech A. 2009;19(s1):s123–127.

9. Hartwich J, Tyagi S, Margaron F, et al. Robot-assisted thoracoscopic thymectomy for treating myasthenia gravis in children. J Laparoendosc Adv Surg Tech A. 2012; 22(9):925–929.

10. Lobe TE, Rothenberg SS, Waldschmidt J, et al. Thoracoscopic repair of esophageal atresia in an infant. A surgical first. Pediatr Endosurg Innovative Tech. 1999;3:141–148.

11. Szavay PO, Zundel S, Blumenstock G, et al. Perioperative outcome of patients with esophageal atresia and tracheo-esophageal fistula undergoing open versus thoracoscopic surgery. J Laparoendosc Adv Surg Tech A. 2011;21(5):439–443.

12. Sistonen SJ, Helenius I, Peltonen J, et al. Natural history of spinal anomalies and scoliosis associated with esophageal atresia. Pediatrics. 2009;124(6):e1198–1204.